William Alonso Gutiérrez Sandí
Hannah Diermissen Rodríguez

APUNTES DE MEDICINA MARÍTIMA

William Alonso Gutiérrez Sandí
Hannah Diermissen Rodríguez

APUNTES DE MEDICINA MARÍTIMA

Compendio de actividades de formación
académica del programa de especialidad en
medicina marítima de la UCA, España

Editorial Académica Española

Imprint
Any brand names and product names mentioned in this book are subject to trademark, brand or patent protection and are trademarks or registered trademarks of their respective holders. The use of brand names, product names, common names, trade names, product descriptions etc. even without a particular marking in this work is in no way to be construed to mean that such names may be regarded as unrestricted in respect of trademark and brand protection legislation and could thus be used by anyone.

Cover image: www.ingimage.com

Publisher:
Editorial Académica Española
is a trademark of
Dodo Books Indian Ocean Ltd. and OmniScriptum S.R.L publishing group

120 High Road, East Finchley, London, N2 9ED, United Kingdom
Str. Armeneasca 28/1, office 1, Chisinau MD-2012, Republic of Moldova, Europe
Printed at: see last page
ISBN: 978-620-2-11153-9

Universidad Cádiz
Fundación Universidad Empresa de la provincia de Cádiz
Especialidad en Medicina Marítima

Compendio de actividades de formación académica en el programa de especialidad en medicina marítima

APUNTES DE MEDICINA MARÍTIMA

Dr. William Alonso Gutiérrez Sandí. Ph D.
Dra. Hannah Diermissen Rodríguez. MAP

Puntarenas, Costa Rica
ENERO, 2023

INDICE GENERAL

INDICE GENERAL 2
INDICE DE TABLAS 5
INDICE DE FIGURAS 6
RESUMEN 11
INTRODUCCIÓN 12
CAPÍTULO I. HISTORIA Y FUNDAMENTOS EN MEDICINA MARÍTIMA 14
Historia de la Medicina. Época de la navegación con remos. 15
CAPÍTULO II. RECONOCIMIENTOS MÉDICOS Y NORMATIVA INTERNACIONAL APLICADOS EN MEDICINA MARÍTIMA 22
Organización de la Medicina Marítima / Maritime Health Management. Situación actual en Costa Rica. 23
Casos prácticos sobre aptitud para la emisión del certificado médico a gente de mar. 24
    Caso I. Paciente portador de HTA. Valoración para el certificado médico de embarque del oficial marino. 24
    Caso II. Comparación de sistemas de reconocimiento médico con parámetros de la OIT/OMI. Reconocimientos médicos. Sistema Neurológico. 28
CAPÍTULO III. MEDICINA EN EL ÁMBITO MARÍTIMO 33
Riesgos laborales marítimos y accidentes. 34
Medicina en el ámbito marino. Marco regulatorio para la valoración de los marinos y patologías musculoesqueléticas asociadas. 36
Organización de la medicina marítima. Patologías de los marinos. 38
Casos de asistencia a bordo y otros. Telemedicina. 43
Medicina del viajero y rescate en el mar. 46
    El dengue. 46
    La fiebre amarilla. 46
CAPÍTULO IV. PREVENCIÓN DE RIESGOS LABORALES, SEGURIDAD, NORMATIVA Y EMERGENCIAS APLICADOS A LA MEDICINA EN EL ÁMBITO MARÍTIMO 48
Riesgos laborales y emergencias marítimas. 49
    Orígenes del salvamento marítimo. 49
        El nacimiento del RNLI. 49
        Sociedad Española de Salvamento de Náufragos" (SESN) el RNLI español. 49
    Sociedad de Salvamento y Seguridad Marítima (SASEMAR). 50
        Estructura de la SASEMAR. 50
        Las torres de control. 51
    Planes Nacionales de Salvamento (PSN). 51
    Estructuras de protección y control de tráfico en Europa. 52
Convenio internacional para la seguridad de la vida humana en la mar (SOLAS 74/78). SEVIMAR (SOLAS). 55
    ¿Qué es el SOLAS? 55
    Capítulos del convenio SOLAS. 57
CAPÍTULO V. PRINCIPIOS DE FISIOLOGÍA, CRITERIOS, REQUERIMIENTOS EN LA VALORACIÓN DE LA APTITUD EN EL BUCEO Y ALGUNAS PATOLOGÍAS DE EMERGENCIAS EN EL ÁMBITO MARÍTIMO 67
Fisiología del buceo y física de los gases aplicadas al buceo. 68
    Fisiología del buceo. 68
    Cambios en la visión. 68
    Cambios en la audición. 68
    Cambios en la temperatura. 69

Cambios en el sistema cardiovascular. 69
Cambios en el sistema respiratorio. 69
Leyes físicas aplicadas al buceo. 70
Unidades de medida. 70
Principio de Arquimides, la flotabilidad. 71
Principales Leyes de gases aplicadas al buceo. 71
    Ley de Boyle-Mariotte. 71
    La ley de Charles. 71
    La Ley de Gay-Lussac o 2ª Ley de Charles. 71
    Ley de Dalton. 71
    Ley de Henry. 71
    Teoría de la descomprensión. 72
Criterios y requerimientos en la valoración de la aptitud para buceadores profesionales. 73
    Generalidades. 73
    Definiciones importantes para la práctica del buceo. 74
    Modalidades de buceo. 75
    Normas de seguridad para buceo profesional. 76
    Los requerimientos con cámara hiperbárica. 76
    Criterios de aptitud y exclusión en los exámenes para buzos. 77
    Contraindicaciones para la práctica buceo. 78
    Medicación incompatible con el buceo según ADCI. 78
Accidentes marítimos y patologías generadas por las medusas. 80
    Generalidades sobre las medusas. 80
    Manifestaciones clínicas. 80
    Tratamiento. 81
CAPÍTULO VI. PATOLOGÍAS, PRINCIPIOS DE MANEJO DE ACCIDENTES, SOCORRISMO Y PRIMEROS AUXILIOS EN MEDIOS ACUÁTICOS 82
Accidentes por turismo y deportes acuáticos. 83
Patologías en deportes acuáticos de VELA. 86
Primeros auxilios en manejo de heridas y sangrado. 89
    Control de heridas en actividades acuáticas. 89
    ¿Qué es una herida? 89
    ¿Cómo debería de ser un proceso de atención de heridas en un accidente que involucre sangrado y en un medio acuático/marítimo? 89
    Control de sangrados. 90
    Aplicación de torniquete. 90
    La colocación del torniquete. 90
    Apretar el torniquete. 90
Fundamentos de socorrismo acuático. 92
    Estructuras y funciones óseas. 92
    Estructura y fisiología ósea. 92
    Composición del tejido óseo. 92
    Lesiones óseas. 93
    Definición. 93
    Síntomas. 93
    Clasificación de lesiones óseas. 93
    Tratamiento de las lesiones óseas. 94
    Lesiones espinales. 94
    Estructura vertebral. 94
    Función de la columna vertebral. 95
    Lesiones espinales (cuello). 95

Signos y síntomas. 95
Estructuras musculares. 96
Miología. 96
Clasificación de los músculos según su forma. 96
Clasificación de los músculos según su función. 96
Cubiertas del músculo. 96
Clases de músculos. 96
Propiedades de los músculos esqueléticos. 96
Lesiones musculares frecuentes. 97
CAPÍTULO VII. CERTIFICADOS MÉDICOS PARA ACTIVIDADES EN MEDIOS
ACUÁTICOS.. 100
Caso de ejemplo I. Informe médico para la emisión de certificado de aptitud médica. ... 101
Caso de ejemplo II. Revisión de los elementos para la valoración de caso de trabajador
marino con patologías músculo esqueléticas. 109
Aplicación de los ocho parámetros para reconocimientos médicos en el sistema músculo
esquelético.. 109
REFERENCIAS BIBLIOGRÁFICAS 119

INDICE DE TABLAS

ID	Tabla	Número de página
1	**Tabla 01.** Registro de monitoreo ambulatorio de la presión arterial (MAPA).	24
2	**Tabla 02.** Tablas de prevención de la contaminación, gestión de recursos de tráfico y lucha contra la contaminación marina.	52
3	**Tabla 03.** Formato para la identificación del paciente para el examen de aptitud médica	101
4	**Tabla 04.** Perfil de jefe de máquinas de la guía STCW para la gente de mar.	106

INDICE DE FIGURAS

ID	Figura	Número de página
1	**Figura 01.** La esclavitud en las galeras españolas del siglo XVIII.	15
2	**Figura 02.** Representación de esclavos y prisioneros en las galeras, tomado de la película Ben Hur de 1959.	16
3	**Figura 03.** La GUÍA STCW PARA LA GENTE DE MAR. Contiene las enmiendas de Manila 2010.	18
4	**Figura 04.** Esquema con los capítulos del protocolo de SOLAS de 1998 y las enmiendas aplicables.	57
5	**Figura 05.** Ejemplo de imagen que representa los componentes de un sistema de detección de incendios.	58
6	**Figura 06.** Ejemplos de dispositivos de seguridad que contempla el convenio SOLAS. Convenio SOLAS 1974, Capitulo III.	59
7	**Figura 07.** Esquema gráfico del Sistema Mundial de Socorro y Seguridad Marítima (SMSSM/GMDSS). El SSMSM aplicado a la flora pesquera, Salvamento marítimo, Min. Fomento, España.	60
8	**Figura 08.** Ejemplo de puesto de mando para la gestión de la seguridad en la navegación.	60
9	**Figura 09.** Ejemplo de buque mercante dedicado al transporte de mercancías de carga.	61
10	**Figura 10.** Etiquetas de riesgo, manipulación, marcas y formularios de mercancías peligrosas.	62
11	**Figura 11.** Ejemplo de buque que utiliza como fuente de alimentación la energía nuclear.	63
12	**Figura 12.** Ejemplo de buque que se utiliza para el transporte en rutas en regiones polares.	65
13	**Figura 13.** Fracturas óseas.	94
14	**Figura 14.** Estructura de Columna Vertebral.	95
15	**Figura 15.** Desgarro muscular.	97
16	**Figura 16.** Esguince muscular.	98
17	**Figura 17.** Luxación de hombro.	98

Dedicatoria William Alonso Gutiérrez Sandí

A Dios por darme la fuera y la sabiduría para enfrentar este desafío, en ti todo lo puedo señor.

A mi padre y madre por haberme dado la oportunidad de nacer, vivir y crecer para transformarme en una persona de bien; así como el apoyo emocional y económico en la etapa final de este proyecto de estudio. Muchas gracias, papá y mamá.

A Yorleni por siempre estar allí en las malas y en las buenas, por siempre apoyarme incondicionalmente para salir adelante con todas las metas que me he propuesto, por ser parte de mis proyectos de vida y profesionales emprendidos. Gracias mi amor.

A mi madrina Celia Rosa, quien ha estado presente de manera incondicional en esta nueva etapa profesional y, gracias su apoyo pude tener la oportunidad de cerrar ciclos de vida para poder iniciar otros que me han ayudo a poder recuperar mucho del tiempo que me habían quitado. Muchas gracias madrina por apoyarme para renacer como el fénix.

Dedicatoria Hannah Diermissen Rodríguez

Al Eterno padre celestial por darme la vida, la familia, la visión, el trabajo, la sabiduría, la fortaleza y el amor por mi profesión y por la población de las costas, en especial, mi amado Puerto ¨Puntarenas¨, lo que me inclinó a ver sus necesidades y a captar las oportunidades para su desarrollo.

A mis hijos por ser el motor que mueve mi existir, por acompañarme en mi travesía por esta vida, en mis luchas y desafíos, los amo hijos, siempre en mi corazón.

A mis padres por ser exactamente como son, por enseñarme a no rendirme y seguir mis sueños.

A mis compañeros y amigos por mostrarme el camino y apoyarme, solo así fue posible lograr cada paso de la construcción de esta especialidad y de este trabajo final de graduación, el trabajo en equipo y la unión hace la fuerza.

Acerca de los Autores

William Alonso Gutiérrez Sandí

William Gutiérrez Sandí es estudiante de Licenciatura en Medicina y Cirugía por la Universidad Internacional de las Américas (UIA), Costa Rica. Él cuenta con un diploma de especialista universitario en gestión del conocimiento por parte de la Universidad de León, España. (2006 - 2007).

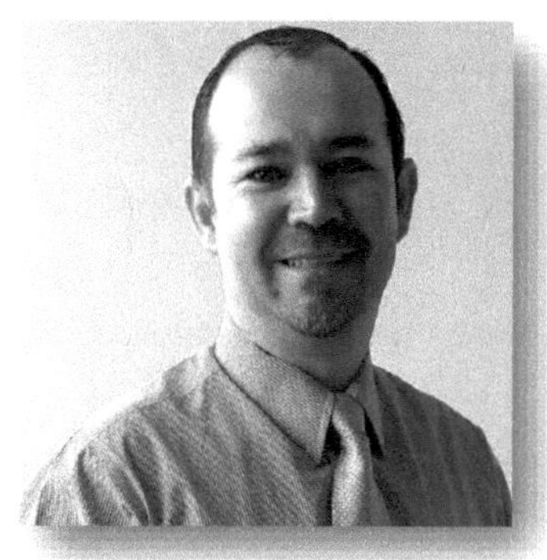

Además, posee el título de Doctorado Académico en Proyectos, emitido por la Universidad Iberoamericana Internacional (UNINI) Puerto Rico, Estados Unidos (2012-2016) y su área de expertís es la gestión de proyectos de innovación y tecnología. Finalizó con mención de excelente el programa de estudios avanzados para el Doctorado en Ingeniería de Proyectos en la Universidad Politécnica de Cataluña, España. (2006 - 2010). Es graduado con honores del programa de master en administración de proyectos de la Universidad para la Cooperación Internacional (2003 - 2004), estudios con certificación GAC pues la UCI es centro autorizado y cumple los estándares de formación del Project Management Institute (PMI). Se graduó con mención de reconocimiento del programa de bachillerato en ingeniería en electrónica en el Instituto Tecnológico de Costa Rica. (1996-2000).

EXPERIENCIA: William A. Gutiérrez Sandi cuenta con más de 15 años de experiencias en actividades relacionadas con la ingeniería, la bioingeniería y en los últimos 4 años ha incursionado en temas de investigación relacionados con el área médica. Además, posee vasta experiencia en la gestión de proyectos de alta tecnología y docencia universitaria a nivel de grado y de postgrado, tanto en Costa Rica como a nivel internacional.

OTRAS ACTIVIDADES: William es amante de la ciencia, los deportes en especial los extremos, la biomedicina, la cocina, la naturaleza y es rescatista de los animales que han sido abandonados o lastimados por sus anteriores dueños.

Hannah Diermissen Rodríguez

Hannah Diermissen Rodríguez posee una Licenciatura en Medicina y Cirugía por la Universidad Internacional de las Américas (UIA), Costa Rica. (1992-1997). Ella es especialista en Administración de Servicios de Salud con énfasis en Gerencia por parte de la Universidad Estatal a Distancia (UNED), Costa Rica (2002- 2006). Cuenta con el grado de máster en Gerencia en Salud (2001-2002), y también con otro máster en Gerencia en Proyectos de Desarrollo (2016 - 2018), ambos por la Universidad Centroamericana de Administración Pública (ICAP).

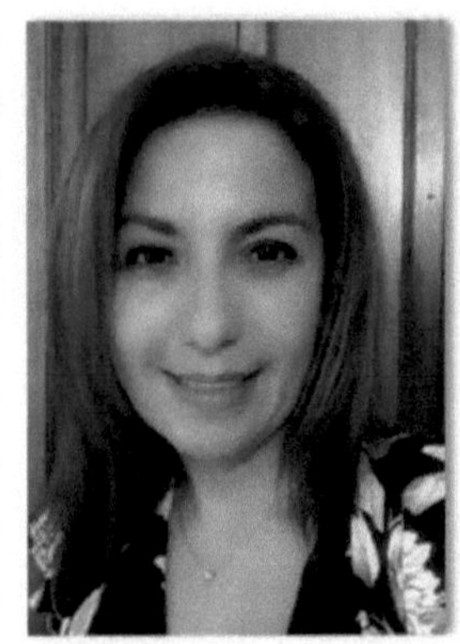

EXPERIENCIA Hannah Diermissen Rodríguez cuenta con más de 20 años de experiencias en dirección de centros de salud. Es la médico directora del área de salud San Rafael de Puntarenas. Forma parte de la Coordinación Técnica del Cáncer en la Caja Costarricense del Seguro Social (CCSS), ella ocupa el puesto de Coordinadora Nacional del Proyecto de Rehabilitación Oncológica. También, cuenta con experiencia en actividades relacionadas con la capacitación y formación en gestión en salud, así como temas referentes a la rehabilitación cardiaca y oncológica. Adicionalmente, posee experiencia en la gestión de proyectos en áreas tales como la salud, la docencia , la investigación y el desarrollo social.

OTRAS ACTIVIDADES: Hannah es amante de las ciencias médicas, la investigación, los proyectos sociales, el apoyo a grupos vulnerables, la salud de las personas que laboran en el mar, la medicina marítima, la rehabilitación, la protección de los mares, los animales y la naturaleza en general. Su mayor pasión es ser madre de sus tres amados hijos.

RESUMEN

El ejercicio de la medicina marítima requiere que el profesional disponga una serie de aptitudes y competencias que comprenden conocimiento profundo de la materia, ética profesional, habilidad de comunicación escrita y oral, habilidad para trabajar en equipo e interactuar con profesionales de distintas áreas, manejo de temas multidisciplinarios, una apertura para el trato pluricultural; el manejo de conocimiento de administración médica para proponer, liderar y administrar proyectos que involucran relaciones con actores públicos, privados, académicos, organismos internacionales para cumplir con requerimientos para el transporte de personas y mercancías a nivel internacional.

La formación en medicina marítima no está contemplada tradicionalmente como tal durante la carrera de licenciatura en medicina y cirugía en muchas facultades de medicina a nivel internacional. Sin embargo, la Universidad de Cádiz cuenta con un posgrado independiente dedicado exclusivamente al tema, ello es de gran valor para los profesionales en medicina con los conocimientos necesarios para ejercer en esta área profesional a nivel internacional.

El personal médico marítimo, es el responsable de las actividades de prevención, inspección, tratamiento, de las patologías agudas y crónicas relacionadas con la medicina laboral marítima y las actividades comerciales, deportivas, recreativas, etc. relacionadas con la relación del ser humano y el medio acuático. Durante el proceso de formación en esta disciplina, los distintos profesionales médicos que deseen adquirir un conocimiento más específico, así como habilidades y conocimiento médicos sobre la gente y empresas de mar, se formará en temas relacionados con la historia y los fundamentos de la medicina marítima, sobre los requerimientos para realizar reconocimientos médicos y normativa internacional aplicados en medicina marítima, así como diferentes patologías comunes que se encuentran relacionadas con las actividades de la gente de mar.

Por definición las actividades marítimas son peligrosas; el trabajo en barcos, muelles, deportes y otras actividades que desarrolla la gente de mar es peligrosa. Por ello, como parte de las actividades formativas en el programa de especialidad en medicina marítima se realizó el estudio de normativa relacionada con la prevención de riesgos laborales, seguridad, normativa y emergencias aplicados a la medicina en el ámbito marítimo, así como de temas relacionados con actividades de medicina subacuática como por ejemplo: los principios de fisiología, criterios, requerimientos en la valoración de la aptitud en el buceo y algunas patologías de emergencias en el ámbito marítimo. Además, se le brinda al lector algunas referencias bibliográficas rápidas sobre patologías, principios de manejo de accidentes, socorrismo y primeros auxilios en medios acuáticos que son parte de la actidad asistencial que deben desarrollar los médicos especializados en la atención de pacientes que práctican deportes y/o actividades acutivas.

Por lo tanto, es interés del autor al representar este libro que el mismo les permita a los futuros estudiantes que inicien el estudio formal en medicina marítima que cuenten con una noción de cuáles serán las actividades de salida, los conocimientos que podrán adquirir mediante las lecturas que encontrarán en este compendio, así como las subáreas profesionales en que se podrán desempeñar de manera que, puedan dar el adecuado valor a esta especialidad médica.

INTRODUCCIÓN

La medicina marítima representa un área de la medicina que tiene orígenes desde las épocas, egipcias, griegas, romanas, vikingas, europeas. Los marineros ha sido los pioneros en la exploración de nuevos continentes, han accedido a territorios que han brindado a la humanidad el acceso a recursos que se encuentran en otras regiones y los cuales deben ser traslados para poder ser disfrutados, industrializados, consumidos por las personas. Esto no solo permite el mejoramiento de las condiciones de vida, sino de la salud de las poblaciones, el transporte de mercancías que ayuda el desarrollo de la economía global. Sin embargo, aún la aplicación de la medicina, de salud pública, la medicina del trabajo ha estado relacionadas siempre con el tema de los navegantes y la gente del mar, es hasta finales del siglo XX que se ha comenzado a formalizar como una disciplina especializada del área médica la cual reclama un espacio importante en los ámbitos de las especialidades médicas.

A nivel internacional existen autoridades marítimas nacionales tales como: Autoridad Marítima Danesa, Autoridad Marítima Holandesa, Administración marítima finlandesa, Autoridad Marítima Alemana, Departamento de Marina de Hong Kong, Administración marítima de Islandia, Autoridad Marítima de Malta, Dirección Marítima de Noruega, Administración marítima sueca, Agencia Marítima y de Guardacostas del Reino Unido, Autoridad Marítima de EE. UU. así como asociaciones nacionales de salud marítima ya mencionadas anteriormente las cuales regulan la actividad sanitaria de acuerdo con las ordenanzas de los Ministerios de Salud y diferentes actores públicos y privados en cada país.

Por tal motivo, potenciar la preparación de profesionales en esta disciplina, cuya enseñanza no se encuentra muy desarrollada en los planes de estudios de la licenciatura en medicina es una necesidad en la mayoría de los países de Iberoamérica. Los profesionales y trabajadores del mar deben contar con una serie de conocimientos y nociones en el ámbito de la medicina, para saber actuar y responder ante determinadas complicaciones sanitarias que pueden darse en su día a día, en un entorno laboral en el que la asistencia médica es compleja.

Durante la formación del especialista en medicina marítima en la Universidad de Cádiz, se busca que el estudiante desarrolle una adecuada formación para especializarse en el ámbito de la atención sanitaria en entornos marítimos, teniendo en cuenta las consideraciones especiales y particularidades que se dan en ellos, desarrollando los conocimientos de la medicina marítima, pasando por el estudio de la medicina marítima en el deporte o la medicina acuática e hiperbárica, así como temas de seguridad ocupacional y medicina del trabajo en el ámbito marítimo. Muchas de estas actividades formativas requieren la creación de reportes de actividad académica, los cuales fueron integrados en este libro, y podrá ser utilizado por otros profesionales sanitarios como referencia bibliográfica, de manera que pueda tener una noción sobre cuales son algunas actividades profesionales a las que estará expuesto el día de mañana como médico especializado en medicina marítima.

Actualmente existen centros académicos a nivel internacional los cuales se encuentran adscritos a la IMHA que investigación y formación de posgrados con relación a la medicina marítima, por ejemplo la Unidad de Investigación de Medicina Marítima de IMHA, la

Universidad de Costa Rica, el Centro Internacional de Investigaciones para la Gente de Mar, la L'UBO , Universidad de Bretaña Occidental, la Universidad Marítima Mundial, así como programas de educación, extensión y formación abierta en temas de medicina marítima por las asociaciones de diferentes países adscritos a la IMHA.

La especialidad en medicina marítima es una especialidad médica diferente y separada dentro de la medicina tradicional, por sus connotaciones inherentes, que integra conocimientos multidisciplinares como la medicina laboral, emergencias, seguridad ocupacional, telemedicina, medicina interna, aplicados a los ambientes acuáticos y marítimos y lo tanto puede denotar que la gente de mar son personas con necesidades diferentes en su manejo con respecto al manejo que se le brinda al paciente tradicional.

Ingresemos a este océano de conocimiento, que los ríos del conocimiento transporten nuestras ilusiones y expectativas de manera que al final del camino, podamos contar con la paz que brinda un atardecer de otoño frente a un lago con sus aguas calmas dado que, podremos tener ese conocimiento que permitirá mejorar la vida de esta gente de mar.

Recordemos que el mar siempre brinda a cada persona lo que necesita para sobrevivir.

CAPÍTULO I. HISTORIA Y FUNDAMENTOS EN MEDICINA MARÍTIMA

Historia de la Medicina. Época de la navegación con remos.

Autora: Hannah Diermissen Rodríguez
Email: hannahdiermissen@gmail.com

La parte de historia naval a resultado muy interesante pues como se comenta la historia de la navegación a lo largo de los siglos, indiscutiblemente va unida a la aparición y posterior resolución en la mayoría de los casos, de múltiples problemas sanitarios que surgían debido a que el hombre se encontraba en un medio hostil como es el mar, en donde el marinero aislado y en un buque con múltiples deficiencias higiénicas debía de ingeniárselas para sobrevivir.

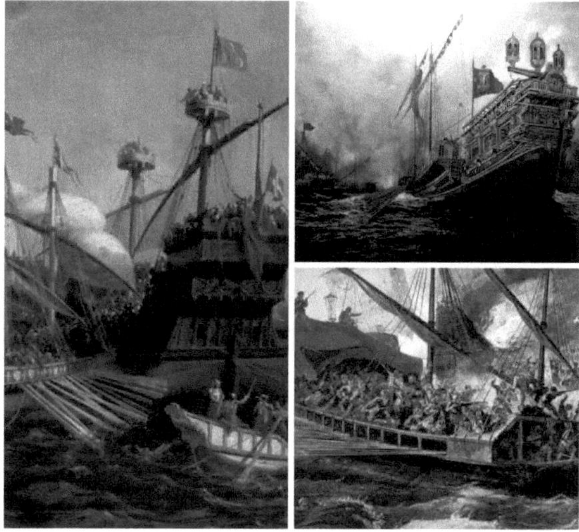

Figura 01. La esclavitud en las galeras españolas del siglo XVIII.
Fuente: https://revistadehistoria.es/la-esclavitud-en-las-galeras-espanolas-del-siglo-xviii/

La Dra. Canals (2012) en un artículo disponible en el sitio web el medico interactivo menciona: *"La Medicina Marítima, una disciplina con anclajes en el pasado, activa en el presente y con perspectivas de futuro. En Medicina Marítima el sujeto que preocupa a nivel de salud es la persona que está en estrecho contacto con el agua o la mar, llamémosle navegante, buceador, bañista, deportista acuático y, principalmente, el trabajador del mar embarcado. En este último caso se trataría de una Medicina del Trabajo Marítimo. Apelando a la internacionalidad de las aguas también entraríamos en la Medicina del Viajero que está en contacto con todo tipo de enfermedades, cuya propagación vía marítima ha hecho mella en la historia de la humanidad. y la Medicina Tropical como enfermedades importadas desde el ámbito profesional. Si volvemos los ojos a la relación con el buque o "nave" nos vendrán a la mente nombres como náutica o naval: la Medicina Náutica o Naval".*

Los documentos inician haciendo una distribución de las etapas de la navegación en 3 grandes grupos. Para ello los autores Schadewaldt y Goethe (1984) en la historia de la medicina marítima se pueden diferenciar tres períodos:

- o Era de la propulsión por remos.
- o Era de la propulsión por velas.
- o Era de la propulsión por máquinas (vapor, combustión interna y propulsión nuclear).

Para efectos del alcance del presente trabajo nos centramos en los acontecimientos correspondientes a la etapa de navegación con remos.

Navegación con remos. Condiciones sanitarias de los tripulantes.

En la época de la propulsión por remos se considera la peor para las condiciones sanitarias de los marinos. Las galeras (buques impulsados por remeros conocidos como galeotes).

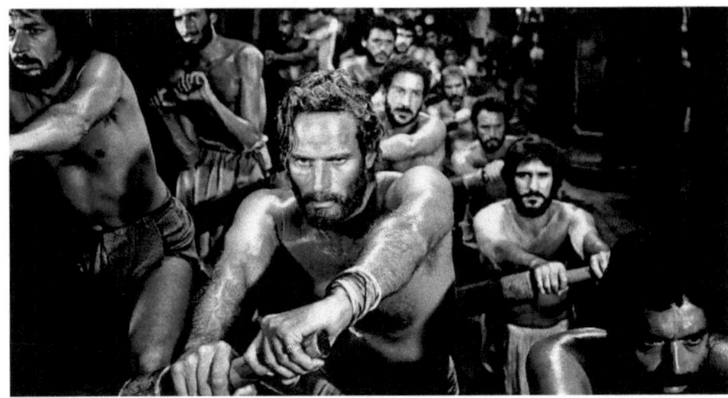

Figura 02. Representación de esclavos y prisioneros en las galeras, tomado de la película Ben Hur de 1959.
Fuente: https://hips.hearstapps.com/hmg-prod.s3.amazonaws.com/images/benhur-1538607909.png

Tanto los fenicios, cartagineses, atenienses, romanos, ninguno contaba con códigos bien establecidos para la regulación de las normas sanitarias en las galeras impulsadas por esclavos o criminales los cuales no eran condenados por más de 10 años pues su envío a la galera era equivalente a una sentencia de muerte.

Los espartanos son quienes indica Garrison (1921) disponían más tarde al parecer de médicos militares a bordo de sus naves. Por lo tanto, podemos asegurar sin temor a equivocarnos, que en las galeras se encuentran las peores condiciones higiénico - sanitarias de la historia de la navegación; en estos buques se recurría al galeote (remero) como fuerza motriz fundamental; y como se comentó anteriormente este trabajo se ejercía casi exclusivamente por esclavos, prisioneros de guerra o condenados a galeras.

Por fortuna de los tripulantes y marineros con forme se avanzan en las etapas de la navegación las condiciones de salud mejoran, pues en la antigüedad en los buques civiles los remeros eran considerados como remplazables y en los buques militares el interés era la destrucción total de la otra flota sin pensar en los tripulantes.

En este periodo como acontecimiento relevante se encuentra la época de la navegación con remos, que constituye un hecho histórico importante.

Referencias bibliográficas.

1. Canals, M. (2012). La Medicina Marítima, una disciplina con anclajes en el pasado, activa en el presente y con perspectivas de futuro. El medico interactivo. [Consultado 21 Set 2021]. Disponible en: https://elmedicointeractivo.com/medicina-maritima-disciplina-anclajes-pasado-activa-presente-y-perspectivas-futuro-20121017111138075445/

2. GARRISON, H. (1921). Historia de la Medicina. Espasa-Calpe. Madrid, España.

3. SCHADEWALDT, H. y GOETHE, W.H.G. (1984). The History of Nautical Medicine. En Goethe, W.H.G.; Watson, E. y Jones,E. (dirs.): "Handbook of Nautical Medicine". Springer-Verlag. Berlín, pp.3-19.

Normativa y regulación en medicina marítima. International Convention on Standards of Training, Certification and Watchkeeping for Seafarers (STCW).

Autor: William Gutiérrez Sandí
Email: wgutierrezs@hotmail.com

Como se desprende de las lecturas suministradas los convenios son los pilares de la ley marítima. Sugieren cómo diseñar las legislaciones marítimas nacionales para asegurar la compatibilidad a través de jurisdicciones nacionales o para estandarizar legislaciones marítimas nacionales (OMI, 2009).

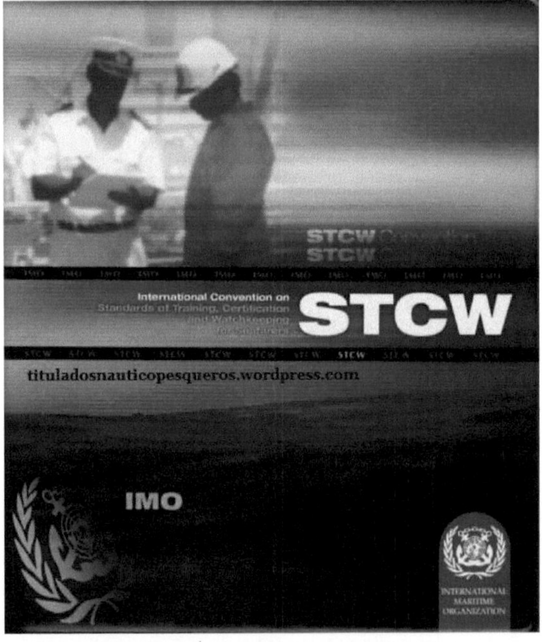

Figura 03. La GUÍA STCW PARA LA GENTE DE MAR. Contiene las enmiendas de Manila 2010.
Fuente: https://tituladosnauticopesqueros.files.wordpress.com/2017/02/stcw1.jpg

Como hace referencia Antoni Fernández Parera en el año 2010 al documento de Siri Pettersen Strandenes sobre convenios y normativa internacional marítima, en el 2009, la OMI tenía 169 estados miembros y tres miembros asociados. Trabaja mediante comités: el comité de seguridad marítima, el comité de medio ambiente y protección, el comité de cooperación técnica, el comité legal y el comité de facilitación. Hay diversos subcomités, de los cuales uno es el subcomité de implementación del pabellón nacional bajo el comité de seguridad marítima, que trabaja para la implementación de los convenios.

- o El Convenio Internacional S.T.C.W74/95/10 y (Para Pesca STCW-F/95) junto con otros dos Convenios de la Oficina Marítima Internacional, el Convenio S.O.L.A.S y el MAR.POL. es uno de los cuatro pilares del régimen regulatorio internacional del transporte marítimo y la Pesca Marítima.

- o El Convenio sobre Formación y Titulación para el Personal de Buques Pesqueros (STCW-F/95) entrará en vigor el 29 de septiembre de 2012, tras haber alcanzado las 15 ratificaciones necesarias. Buenas noticias para nuestros colegas que trabajan en ese sector.

- o BOE de la disposición: https://www.boe.es/buscar/doc.php?id=BOE-A-2012-3748.

Indica el sitio Titulad@s Náutico Pesqueros en artículo del 25 de febrero del 2017:

"En junio de 2010, una conferencia diplomática celebrada en Manila aprobó un conjunto de enmiendas amplias y de gran alcance al Convenio Internacional sobre Normas de Formación, Titulación y Guardia para la Gente de Mar de 1978, conocido popularmente como Convenio STCW, y su Código asociado. Este instrumento es considerado uno de los cuatro pilares del régimen regulatorio internacional del transporte marítimo, junto con otros dos Convenios de la OMI: el SOLAS y el MARPOL, y el Convenio sobre el Trabajo Marítimo de la OIT. Las enmiendas aprobadas señalan la primera revisión importante del instrumento desde las aprobadas en 1995, que revisaron totalmente el Convenio STCW de 1978. La industria naviera depende de la competencia y la buena formación de la gente de mar para garantizar la seguridad de la vida humana en el mar, la protección marítima, la eficacia de la navegación y la protección y conservación del medio marino. El objetivo del Convenio STCW en su forma enmendada es establecer las normas internacionales necesarias para que los centros de formación y educadores desarrollen las aptitudes y competencias exigidas de la gente de mar en la actualidad. La ITF preparó esta guía para ayudar a la gente de mar a entender las revisiones y localizar la información que más les pueda interesar. Apoyo este esfuerzo cuya finalidad es asegurar que los requisitos del Convenio sean accesibles para todos los marinos y confío que esta guía ayude a cumplir los objetivos del Convenio y Código STCW.

Koji Sekimizu Secretario-General, OMI".

Dichas gestiones operativas y normativas están en línea directa de acción con el esquema operativo en cuanto al como es el proceso de gestión para la promulgación de normativa. Lo cual es un proceso muy largo, que intervienen muchos comités y subcomités y que finalmente, debe ser ratificado por los gobiernos de los países en donde a puerto llegan los barcos.

En el documento U.2 Normativa de la Universidad de Cádiz (2021) se cita un ejemplo del proceso de desarrollo de normativa y artículos aplicables:

"un ejemplo de convenciones de la OMI (Organización Marítima Internacional) para el caso de la titulación y guardia de los marinos y poder conseguir la certificación internacional (también incluye normativa relacionada con los

> *reconocimientos médicos, por ejemplo la agudeza visual mínima según la categoría profesional): "International Convention on Standards of Training, Certification and Watchkeeping for Seafarers (STCW)", 1978; el Convenio fue adoptado el 7-7-78, fue de aplicación internacional a partir de 28-4-84, fue enmendado o corregido en 1995 con aplicación internacional a partir de 1-2-97 [Entrar OMI, STCW] y la última actualización son las llamadas Enmiendas o Convenio de Manila en 2010. Los países que lo suscribieron en su mayoría siguen en vías de aplicación para tal certificación, forman la lista blanca "White list" [documento en pdf, a 5-6-03], en Uk y otros países sirven de base para aceptar certificados internacionales".*

Un buen ejemplo de materia que regula el STCW es con relación a la visión que deben de tener los miembros de las tripulaciones, los cuales se incluyen en la lista blanca de normativa internacional.

Sobre este punto, se puede indicar que los principales Instrumentos referentes al examen médico de los marinos utilizados por la STWC, son:

Organización Mundial del Trabajo (OMT).

- o El convenio sobre el reconocimiento médico de personas jóvenes (mar), 1921 (n. 16).

- o El convenio sobre el reconocimiento médico de marinos. 1946 (n.73).

- o El convenio sobre la protección de la salud y la atención médica (marinos) 1987 (n.164).

- o La recomendación sobre el consejo médico en el mar, 1958 (n.106).

- o El convenio de la OMT sobre los servicios de salud ocupacional 1985 (n.161).

- o La recomendación (n.171) y las directrices técnicas éticas para la vigilancia de la salud de los trabajadores (1997).

Organización Marítima Internacional (OMI, IMO).

El convenio STCW, 1978, como modificado en 1995.

Organización Mundial de la Salud (OMS).

Las resoluciones de la OMS WHA 14.51:

- o EB 29.R10.

- o WHA 15.21.

- o EB 37.R25.

- o EB 43.R23.

Dichos documentos pueden ser validados de la fuente: http://www.ilo.org/public/english/dialoguesector/techmeet/ilowho97/meden2.htm#Heading4

Otro ejemplo es la cooperación tripartida entre la OMI, la OMT y la OMS en las directrices para llevar a cabo reconocimientos médicos periódicos y previos al embarque de los marinos (1997).

Referencias bibliográficas.

1. Fernández, A. (2012). Traducción del Textbook of Maritime Medicine – Manual de Medicina Marítima. Siri Pettersen Strandenes. Plataforma e-learnig FUECA-UCA . [Consultado 22 Set 2021]. Disponible en: https://av02-ext.uca.es/moodle/course/view.php?id=4256

2. IMO (2009). Conventions, International Maritime Organisation, London. [Consultado 22 Set 2021]. Disponible en: https://www.imo.org/en/About/Conventions/Pages/ListOfConventions.aspx

3. Titulad@s náutico pesqueros. Legislación internacional, legislación nacional guía STCW para la gente de mar. Contiene las enmiendas de Manila 2010. [Consultado 22 Set 2021]. Disponible en: https://tituladosnauticopesqueros.wordpress.com/2017/02/25/guia-stcw-para-la-gente-de-mar-contiene-las-enmiendas-de-manila-2010-stcw95-uno-de-los-cuatro-pilares-del-regimen-regulatorio-internacional-del-transporte-maritimo-junto-con-otros-dos-convenios-omi/

4. Universidad de Cádiz. U2. Normativa. Plataforma e-learnig FUECA-UCA . [Consultado 22 Set 2021]. Disponible en: https://av02-ext.uca.es/moodle/course/view.php?id=4256

CAPÍTULO II. RECONOCIMIENTOS MÉDICOS Y NORMATIVA INTERNACIONAL APLICADOS EN MEDICINA MARÍTIMA

Organización de la Medicina Marítima / Maritime Health Management. Situación actual en Costa Rica.

Autora: Hannah Diermissen Rodríguez
Email: hannahdiermissen@gmail.com

En Costa Rica la Medicina Marítima es desconocida por una gran parte del gremio médico. De hecho, en los planes de estudio de Medicina no se contempla ninguna materia al respecto. Además, no se emiten certificados de reconocimiento médico para la gente de mar. Este próximo domingo habrá elecciones en Costa Rica, y uno de los candidatos incluye en sus propuestas que impulsará la inclusión de la Medicina Marítima y Enfermería Marítima y promoverá la emisión del "Certificado Médico para Servicios en el Mar". O sea, la información sobre esta rama de la Medicina ya está llegando al conocimiento de los distintos medios.

Con respecto a la formación de otras profesiones, a partir del 1 de diciembre del 2014 se imparte por parte del Instituto Nacional de aprendizaje el curso Básico de Embarque, el cual es obligatorio para los tripulantes de embarcaciones nacionales. Sin dicho curso aprobado no se puede navegar. Dicha directriz se encuentra en un decreto ejecutivo del 2012.Debido a la pandemia, a partir del 2020 se está realizando el curso de actualización del Básico de Embarque. La situación mundial que atravesamos actualmente ha optimizado las facilidades de estudio. Aunque para ciertas actividades es necesario la presencialidad, como las prácticas en el mar, muchas actividades académicas se pueden realizar a distancia, lo que produce un alivio en las personas que tienen inconvenientes para faltar a sus trabajos y trasladarse varios días a otras ciudades. Por ejemplo, próximamente un grupo de colegas médicos realizarán dicho curso en la costa pacífica del país, y dentro de ellos hay dos que viven en la zona atlántica, la virtualidad asincrónica de la parte teórica del curso permite que puedan continuar con sus labores diarias y que el desembolso económico no sea necesario.

En resumen, en mi país la formación relacionada con la gente de mar se va abriendo camino y posicionándose en el panorama oficial, lo que considero es necesario para poder dar un mejor servicio a la población involucrada en asuntos acuáticos.

Referencias bibliográficas.

1. Guanacaste a la altura. [Internet]. [Consultado 3 Feb 2022]. Disponible en https://www.guanacastealaaltura.com/index.php/el-pais/item/1411-ina-capacita-a-tripulantes-de-embarcaciones

2. Instituto Nacional de Aprendizaje. [Internet]. [Consultado 3 Feb 2022]. Disponible en https://www.ina.ac.cr/Noticias/Lists/EntradasDeBlog/Post.aspx?ID=68

3. Presidente Figueres. [Internet]. [Consultado 3 Feb 2022]. Disponible en https://www.presidentefigueres.cr/

Casos prácticos sobre aptitud para la emisión del certificado médico a gente de mar.

Caso I. Paciente portador de HTA. Valoración para el certificado médico de embarque del oficial marino.

Autor: William Gutiérrez Sandí
Email: wgutierrezs@hotmail.com

Para el presente ejercicio desarrollaremos el caso de Danny, un joven marino de 28 años, que se graduó como ingeniero naval hace 3 años en la Universidad de Costa Rica, que realizó en el año 2020 su reconocimiento médico en Panamá el en febrero de 2022 caduca el mismo, por lo que requiere la renovación de este. Danny a nivel laboral se desempeña como oficial de puente desde hace dos años.

Sin embargo, nuestro joven oficial es portador de Hipertensión Arterial (HTA) Primaria, controlada, con chequeos cada seis meses con su médico de cabecera, realiza pruebas de control de química sanguínea, y pruebas complementarias con radiografía de tórax, electrocardiograma anual, lo anterior para su patología circulatoria.

Además, cada 2 años debe de cumplir con las pruebas de oftalmología, audiometrías y pruebas funcionales para determinar el adecuado estado del sistema musculo esquelético.

Danny reporta pruebas de HB: 14.3, Hto: 42, Plaquetas 325.000, GB: 8.000, glicemia en ayunas por micrométodo: 88 mg/dl, Colesterol Total: 196, C. LDL: 110, C. HDL: 56, Triglicéridos: 147, EGO: sin datos de glucosuria, No tóxico en orina. Radiografía de Tórax normal, EKG dentro de parámetros normales.

El paciente utiliza como tratamientos base para la HTA: enalapril 20 mg cada día vía oral (Inhibidores de la Enzima convertidora de Angiotensina), Atenolol 50 mg cada día vía oral (Beta bloqueador). El registro del monitoreo ambulatorio de la presión arterial (MAPA) semanal de las ultimas ocho semanas indica:

Tabla 01. Registro de monitoreo ambulatorio de la presión arterial (MAPA).

Fecha	Presión Arterial Sistólica	Presión Arterial Diastólica	Frecuencia Cardiaca
15.12.21	116	82	63
22.12.21	126	76	71
02.01.22	131	69	76
11.01.22	105	78	74
15.01.22	114	86	86

21.01.22	112	81	89
01.02.22	119	73	91
08.02.22	124	84	67

Fuente: Datos del paciente bajo estudio por Monitoreo Ambulatorio de la Presión Arterial (MAPA).

Por lo tanto, el paciente con la medicación que utiliza, las pruebas radiográficas, electro cardiacas, bioquímicas, hematológicas realizadas observamos que satisface los requerimientos establecidos en el BOE 313. 31.12.2007, con relación a las Directrices para la realización de los reconocimientos médicos de la gente de mar. WCMS 2017, GUIA STCW PARA LA GENTE DE MAR. FITT (ITF) y los criterios de manejo del paciente adulto con patología cardiaca establecidos por la Caja Costarricense del Seguro Social; lo anteriormente indicado con fundamento en los siguientes rubros.

Directrices para la realización de los reconocimientos médicos de la gente de mar / Oficina Internacional del Trabajo, Programa de Actividades Sectoriales; Organización Marítima Internacional. – Ginebra: OIT, 2013, en Parte 3. Orientaciones para las personas autorizadas por las autoridades competentes para realizar reconocimientos médicos y expedir certificados médicos X. La importancia del reconocimiento médico para la seguridad y salud a bordo del buque: "El médico debería tener conciencia de la importancia que reviste el reconocimiento médico para la promoción de la seguridad y salud en el mar y para la evaluación de la aptitud de la gente de mar para desempeñar las tareas rutinarias y de emergencia y para vivir a bordo…" , "… La medicación de la gente de mar se debe evaluar cuidadosamente ya que puede causar inhabilitación debido a efectos secundarios que no se pueden atender fácilmente en el mar. Cuando una medicina sea esencial para controlar una afección potencialmente mortal, la incapacidad para tomarla podría tener graves consecuencias". Por lo tanto, es correcto que el médico evaluador tenga conocimiento del adecuado control médico de cabecera o atención primario que lleve el oficial naval, para poder considerarlo apto para embarque y que su patología no represente un problema abordo.

Las Directrices para la realización de los reconocimientos médicos de la gente de mar, en el Anexo C, Requisitos de aptitud física, indica que los requisitos de aptitud física para el trabajo en el mar varían considerablemente y han de abarcar tanto las tareas rutinarias como las de emergencia. Las funciones que pueden requerir evaluación incluyen: resistencia; energía; flexibilidad; equilibrio y coordinación; tamaño: adecuado para entrar en espacios restringidos; capacidad para la actividad física: frecuencias cardíaca y respiratoria, y aptitud física para realizar tareas específicas: utilización de un aparato respiratorio. En el cuadro B-I/9 se formulan recomendaciones sobre las aptitudes físicas que se han de evaluar en la gente de mar cuyo trabajo se rija por el Convenio de Formación, 1978, en su forma enmendada, basándose en las tareas realizadas en el mar, en este caso nuestro paciente cumple con las mismas.

Sin embargo, es en el Anexo D, Criterios relativos a la aptitud física para fines de medicación en donde se indica la regulación y cuidados que debe de tener el médico evaluador al respecto: "*El médico que practica el reconocimiento deberá evaluar los efectos adversos conocidos de todos los medicamentos utilizados y la reacción que provocan en la persona. El uso de una medicación específica para algunas afecciones que se enumeran en el anexo E se señala en relación con tal afección. Cuando la medicación resulte clínicamente esencial para el control eficaz de una afección, por ejemplo, insulina, anticoagulantes y medicamentos para afecciones mentales, es peligroso suspenderla con el fin de ser apto para el trabajo en el mar. El médico debería tener muy presente la necesidad de que el marino cuente con documentación para el uso de sus medicamentos".*

Para el caso de Danny nuestro paciente en estudio y de acuerdo con lo indicado en el anexo E se considera que:

- o Con respecto a las directrices para la realización de los reconocimientos médicos de la gente de mar, WCMS 2017, en el Anexo E. Criterios relativos a la aptitud física, con respecto a afecciones comunes, y de acuerdo con los criterios de clasificación del CIE-10, códigos diagnósticos, I00-99 Sistema cardiovascular, Hipertensión Mayor probabilidad de enfermedad cardíaca isquémica, lesiones oculares y hepáticas y derrame cerebral. Posibilidad de un episodio hipertensivo agudo.

  - o Incompatible con el desempeño fiable de tareas rutinarias y de emergencia de manera Segura y eficaz. se prevé que sea temporal (T), se prevé que sea permanente (P).

    - T – normalmente si la presión sistólica es >160 o la diastólica es >100 mmHg hasta que se investigue y trate de acuerdo con directrices nacionales o internacionales para el control de la hipertensión.

    - P – con una presión sistólica >160 o diastólica >100 mmHg persistente con o sin tratamiento.

  - o Apto para desempeñar algunas, pero no todas las tareas o para trabajar en algunas, pero no todas las aguas (R). Es necesaria una supervisión más frecuente (L).

    - L – si es necesaria una supervisión adicional para asegurarse de que el nivel permanece dentro de los límites de las directrices nacionales.

  - o Apto para desempeñar todas las tareas en cualquier parte del mundo en la sección asignada.

    - Si se trata de acuerdo con directrices nacionales y no hay efectos incapacitantes por la afección o medicación.

  Dado que el paciente presenta valores estables de PA, con tratamiento estables por los últimos 24 meses, con buena adherencia al tratamiento, sin episodios agudos en los últimos meses, no sería criterio para la no emisión del certificado médico dicha condición.

Con relación al tema de la migraña, el real decreto del BOE 313.31.12.2007 indica ANEXO II, Criterios para la valoración de la aptitud para el embarque, 2.9. Enfermedades del sistema circulatorio. A efectos de valorar la aptitud, se deberán tener siempre en cuenta los siguientes criterios: antecedentes familiares de cardiopatía o muerte súbita, presencia de síntomas y/o signos, capacidad funcional, localización, pronóstico, presencia de alteraciones electrocardiográficas y/o ecocardiográficas que sugieran patología cardiaca severa aún en ausencia de sintomatología, posibilidades de tratamiento a bordo, riesgo de aparición de cuadros severos a bordo, factores de riesgo y/o complicaciones asociadas, terapéutica que implique restricciones o limitaciones para el normal desempeño de sus actividades e informe del especialista. 2.9.1.7 Hipertensión arterial esencial con importante. repercusión orgánica o hipertensión.

Con respecto a los criterios de seguimiento del paciente crónico con manejo de la HTA por parte de la CCSS en Costa Rica, los pacientes deben de manejar presiones arteriales PAS menores de 140 mmHg y PAD menor de 90 mmHg en sus controles cada 6 meses, así como valores de lípidos en valores dentro de los parámetros de la Asociación Americana del corazón.

Por lo tanto, en resumen, nuestro paciente cumple con los criterios de directrices internacionales para el embarque de oficiales marinos, así como los criterios utilizados por la CCSS para el manejo del paciente crónico con hipertensión arterial controlada, con medicación que no implica el uso de autorizaciones por ser medicación controlada. Para efectos de este caso, es un ejemplo de un paciente crónico, controlado, que puede embarcar, desarrollar su actividad profesional sin poner en peligro su vida o la salud de otros miembros en la tripulación en condiciones regulares.

Referencias bibliográficas.

1. Directrices para la realización de los reconocimientos médicos de la gente de mar. [Internet]. [Consultado 9 Feb 2022]. Disponible en https://www.ilo.org/wcmsp5/groups/public/---ed_dialogue/---sector/documents/normativeinstrument/wcms_174796.pdf

2. Guía STCW para la gente de mar. FITT. [Internet]. [Consultado 9 Feb 2022]. Disponible en https://www.itfglobal.org/es/reports-publications/guia-stcw-para-la-gente-de-mar

3. Guías para la detección, diagnóstico y tratamiento de la hipertensión arterial en la Caja Costarricense del Seguro Social. [Internet]. [Consultado 3 Feb 2022]. Disponible en https://www.binasss.sa.cr/protocolos/hipertension.pdf

4. Real Decreto 1696/2007, de 14 de diciembre, por el que se regulan los reconocimientos médicos de embarque marítimo. [Internet]. [Consultado 3 Feb 2022]. Disponible en https://www.boe.es/eli/es/rd/2007/12/14/1696

Caso II. Comparación de sistemas de reconocimiento médico con parámetros de la OIT/OMI. Reconocimientos médicos. Sistema Neurológico.

Autor: William Gutiérrez Sandí
Email: wgutierrezs@hotmail.com

Al revisar la bibliografía se encuentra que el documento Guía STCW para la gente de mar. FITT del 2010 hace referencia a los cuidados de la salud de los oficiales y marinos, tras la modificación en 2010 del documento original de 1973. Sin embargo, no hace mención específica sobre los cuidados que deben de seguirse con gente de mar que tenga patología del sistema nervioso de fondo. Por su parte la República de Filipinas, a través del oficio de la secretaria orden administrativa No 2007-0025 Revised Guidlines for conducting medical fitness examinations for seafarers, indica los requerimientos para el Pre – employment medical examination (PEME), el Pre – Licensure Examinees, así como para el Restricted Service Health Certificate los cuales indican si existen limitaciones con relación a la emisión de certificados de salud para la gente de mar. La herramienta hace diferenciación sobre los marineros de primera consulta y los que buscan renovar su certificado médico de embarque. En el anexo denominado: Minimum Test Requirements en su página 3 indica el formato de evaluación guía, y en las páginas 5 – 6 indica cuales fueron los requerimientos mínimos necesarios para acreditar la buena salud para emisión del certificado del marino. Con relación al tema de patologías del sistema nervioso central se indica como patologías a evaluar: *"No deberá haber manifestación existente de un trastorno neurológico o sensorial agudo o crónico. Se debe evaluar cuidadosamente cualquier historial pasado significativo de tales afecciones que puedan reaparecer o limitar la capacidad funcional para realizar tareas en el mar y requieran atención médica o monitoreo periódico, como, entre otros, los siguientes. Condiciones del Sistema Nervioso: Ataxia, activa (inestabilidad de la marcha), Deterioro de la función del sistema nervioso central resultante de secundaria o trastornos médicos activos, p. Diabetes, Reacción Tóxica y Trastorno de la Tiroides, Migraña, ataques frecuentes que causan incapacidad, Narcolepsia o Trastornos del Sueño que resultan en somnolencia impredecible cuando el individuo está despierto, Síndrome Post-Conmocional, Activo, Trastorno Convulsivo Secundario a anormalidad estructural, epilepsia, alcohol o drogas, abstinencia o trastorno metabólico, accidente cerebrovascular, síncope y otros trastornos de la conciencia, temblores, activos, que interfieren con las funciones motoras finas, vértigo, de origen central o periférico, afecciones de los órganos de los sentidos: colesteatoma hasta una intervención quirúrgica exitosa, mastoiditis crónica de ambos oídos, Otitis Media Crónica, Sinusitis Crónica hasta intervención quirúrgica exitosa, Epistaxis Frecuente"* por citar las más frecuentes.

En el caso del formato utilizado en Reino Unido, en el documento GUIDELINES FOR APPROVED CLINICS, utilizado para el programa de examen médico previo al empleo (PEME) del P&I Club del Reino Unido, cuyo objetivo es la aplicación de los estándares establecidos por la Autoridad Marítima y de Guardacostas (MCA) del Reino Unido son utilizados por todos examinar a los médicos para determinar si un marinero es apto para el servicio marítimo, sin embargo, no expresa de manera explícita cuales patologías relacionadas con el sistema nervioso debían ser valoradas. Sin embargo, el documento de la Agencia Maritima y guardacostas del Reino Unido en el documento del 2010 denominado Approved Doctor's Manual Seafarer Medical Examinations en su capítulo 7 habla sobre la evaluación clínica de patologías tales como Pérdida de conciencia, conciencia alterada, epilepsia y trastornos del sueño, en donde suministra para dichas patologías condiciones de evaluación y algoritmos de acciones clínicas a seguir.

En Europa también la EUROPEAN COMMITTEE FOR DRAWING UP STANDARDS IN THE FIELD OF INLAND NAVIGATION, en su edición del 2018 indica en la Norma Europea de Cualificaciones en Navegación Interior (ES-QIN), las siguientes patologías como valorables al momento de realizar un estudio del paciente para la emisión de un certificado médico de embarque: *"convulsiones, epilepsia, migraña, apnea del sueño, sincope, narcolepsia, esclerosis múltiple, enfermedad de Parkinson, así como procesos neuroquirúrgicos"*. Adiciona el documento las pautas a cumplir para dar el documento como conforme o no conforme.

Por otro lado, en España se tienen el REAL DECRETO 1696/2007, de 14 de diciembre, por el que se regulan los reconocimientos médicos de embarque marítimo; el cual en el ANEXO II. Criterios para la valoración de la aptitud para el embarque indica cuales patologías son sometidas para estudio a la hora de emitir el certificado médico de embarque. En el apartado 2.6 Enfermedades del sistema nervioso. A efectos de valorar la aptitud se deberán tener siempre en cuenta los siguientes criterios: presencia de síntomas y/o signos, probabilidad de aparición de cuadros severos a bordo, terapéutica que implique restricciones o limitaciones para el normal desempeño de sus actividades e informe del especialista. La normativa española considera como no aptos para embarque a la gente de mar que presente las siguientes condiciones: *"2.6.1 Enfermedades encefálicas, medulares y del sistema nervioso periférico que produzcan pérdida o disminución de las funciones motoras, sensoriales o de coordinación, episodios sincopales, temblores o espasmos que incidan en la capacidad laboral. 2.6.2 Epilepsia. Excepcionalmente podrán ser considerados aptos con restricciones aquellos pacientes con cuadros de buen pronóstico que no han presentado crisis en los últimos dos años, con informe favorable del especialista. Para el caso de personal de puente dicho período se ampliará a cinco años. 2.6.3 Crisis convulsivas primarias o secundarias debidas al consumo de medicamentos, drogas o postquirúrgicas en los últimos seis meses. Excepcionalmente podrán ser consideradas aptas aquellas personas que aporten informe favorable del especialista. 2.6.4 Alteraciones del equilibrio. Cuadros de vértigo, inestabilidad o mareo refractarios al tratamiento"*.

No obstante, algo común entre todos los modelos expuestos es que se encuentran en concordancia con Directrices para la realización de los reconocimientos médicos de la gente de mar emitidas por la OIT en el año 2013 la cual para cada patología utiliza la clasificación CIE-10. (códigos de diagnósticos, G00-99 Enfermedades del sistema nervioso), y realiza una ubicación de la patología de acuerdo con la afección (justificación para aplicar los criterios), de manera que se tienen las siguientes salidas de clasificación:

1. Incompatible con el desempeño fiable de tareas rutinarias y de emergencia de manera segura y eficaz
    - se prevé que sea temporal (T)
    - se prevé que sea permanente (P)
2. Apto para desempeñar algunas pero no todas las tareas o para trabajar en algunas pero no todas las aguas (R). Es necesaria una supervisión más frecuente (L)
3. Apto para desempeñar todas las tareas en cualquier parte del mundo en la sección asignada

Se tienen como patología que deben cumplir con parámetros para la emisión del certificado médico de embarque:

- G40-41.
    - o Crisis parcial simple Perjudicial para el buque, para otros y para sí mismo por las crisis.
    - o Epilepsia – sin factores provocantes (crisis parciales múltiples) Perjudicial para el buque, para otros y para sí mismo por las crisis.
    - o Epilepsia – provocada por alcohol, medicación o lesión en la cabeza (crisis parciales múltiples) Perjudicial para el buque, para otros y para sí mismo por las crisis.
- G43. Migraña (ataques frecuentes con incapacidad) Probabilidad de recurrencias incapacitantes.
- G47.
    - o Apnea del sueño Fatiga y episodios de sueño mientras trabaja.
    - o Narcolepsia Fatiga y episodios de sueño mientras trabaja.
- G00-99 no se indica por separado Otras enfermedades nerviosas orgánicas, por ejemplo, esclerosis múltiple, enfermedad de Parkinson. Recurrencia y avance. Limitaciones de la potencia muscular, equilibrio, coordinación y movilidad.
- R55
    - o Síncope y otros trastornos de la conciencia Recurrencia que causa.
    - o Síncope y otros trastornos de la conciencia Recurrencia que causa lesiones y pérdida de control.
- T90
    - o Cirugía/lesión intracraneal, incluido tratamiento de desarreglos vasculares o severa lesión en la cabeza con daño cerebral. Perjudicial para el buque, para otros y para sí mismo por las crisis.
- Defectos en funciones cognitivas, sensoriales o motoras.
- Recurrencia o complicaciones de la afección subyacente.

Por lo tanto, existe una base de normativa internacional para la evaluación de los marinos, oficiales y personal de puerto, la cual permite clasificar, tipificar las patologías y darles un seguimiento.

Un segundo elemento corresponde a la clasificación de riesgo de las tareas desarrolladas por la gente de mar, sea en puerto, puente, sala de máquinas, cubierta, y así sucesivamente para cada una de las áreas de las actividades marítimas.

En el documento Guía STCW para la gente de mar. FITT, con los acuerdos de Manila 2010 se realiza una clasificación de los requerimientos por puesto de trabajo, con los requisitos académicos, profesionales y prácticos que debe de desarrollar cada marino en su actividad. Para ello en el documento "Digitalización, estandarización y globalización de la información. Caso práctico sobre: Diabetes y Obesidad en los trabajadores del Mar", se hace referencia a criterios para clasificación de riesgo de los pacientes de acuerdo con las enfermedades agudas y/o crónicas.

Además, cada país tiene lineamientos nacionales para el manejo de patología de acuerdo con estándares internacionales, lo cual permite disminuir los niveles de prevalencia de enfermedades crónicas y ello repercute en menores gastos para los sistemas de salud públicos, que al final terminan atendiendo a los pacientes que son gente de mar descompensados.

En resumen, existen diferentes guías por países para realizar los certificados médicos de embarque para tripulantes de buques, y para personal de puerto. Sin embargo, todos cumplen con las Directrices para la realización de los reconocimientos médicos de la gente de mar, y ello repercute en la clasificación de riesgo de la patología de cada paciente, que al final se traduce en la condición en que es emitido o no emitido el certificado médico de embarque del paciente que al final es un trabajador marino.

Referencias bibliográficas.

1. Compilation of CESNI resolutions Meeting on 8 November 2018. ANNEXES. CESNI. [Internet]. [Consultado 10 Feb 2022]. Disponible en https://av03-ext.uca.es/moodle/pluginfile.php/43195/mod_resource/intro/Europe%20Inland%20Navigation%20Standards%20Medical%20Fitness%20Criteria%202018.pdf

2. Digitalización, estandarización y globalización de la información. Caso práctico sobre: Diabetes y Obesidad en los trabajadores del Mar. [Internet]. [Consultado 9 Feb 2022]. Disponible en https://av03-ext.uca.es/moodle/pluginfile.php/43196/mod_url/intro/Digitalisation%2C%20Obesity.pdf

3. Directrices para la realización de los reconocimientos médicos de la gente de mar. [Internet]. [Consultado 9 Feb 2022]. Disponible en https://www.ilo.org/wcmsp5/groups/public/---ed_dialogue/---sector/documents/normativeinstrument/wcms_174796.pdf

4. Explanatory notice for the CESNI standards for medical fitness. CESNI. [Internet]. [Consultado 10 Feb 2022]. Disponible en https://av03-ext.uca.es/moodle/pluginfile.php/43195/mod_resource/intro/Explanations%20on%20Inland%20Navigation%20MF%20Standards.pdf

5. Guía STCW para la gente de mar. FITT. [Internet]. [Consultado 9 Feb 2022]. Disponible en https://www.itfglobal.org/es/reports-publications/guia-stcw-para-la-gente-de-mar

6. GUIDELINES FOR APPROVED CLINICS The definitive standards for all approved clinics when part of the PEME programme. [Internet]. [Consultado 10 Feb 2022]. Disponible en https://av03-ext.uca.es/moodle/pluginfile.php/43195/mod_resource/intro/PEME%20Cruise%20Ships.pdf

7. MCA. Approved Doctor's Manual Seafarer Medical Examinations. January 2010. [Internet]. [Consultado 10 Feb 2022]. Disponible en https://av03-

ext.uca.es/moodle/pluginfile.php/43195/mod_resource/intro/Guidelines%20MCA%2C%20UK.pdf

8. Real Decreto 1696/2007, de 14 de diciembre, por el que se regulan los reconocimientos médicos de embarque marítimo. [Internet]. [Consultado 3 Feb 2022]. Disponible en https://www.boe.es/eli/es/rd/2007/12/14/1696

9. Revised Guidlines for conducting medical fitness examinations for seafarers. [Internet]. [Consultado 10 Feb 2022]. Disponible en https://av03-ext.uca.es/moodle/pluginfile.php/43195/mod_resource/intro/PEME%20Phillipines.pdf

CAPÍTULO III. MEDICINA EN EL ÁMBITO MARÍTIMO

Riesgos laborales marítimos y accidentes.

Autora: Hannah Diermissen Rodríguez
Email: hannahdiermissen@gmail.com

A continuación, comentaremos acerca de la asistencia embarcada el conocimiento de términos tales como: lanchas, sotavento, atravesado a la mar, aleta, etc. es importante para la atención de un paciente (no agravarle en un traslado) como puede ser o estar familiarizado con el manejo de un portaagujas de Mayo-Hegar, por ejemplo.

La atención médica en el mar posee una serié de características específicas como: el contar con una aproximación diagnóstica la cual es incierta por realizarse generalmente por radio según las impresiones del patrón. La actitud terapéutica inicial está delegada en un profesional no sanitario y depende de su formación sanitaria y de la idoneidad del botiquín y medios sanitarios del barco.

La actuación directa sobre el paciente por parte del personal sanitario no es inmediata, ahora uno de los elementos fundamentales de diferencia con los medios hospitalarios son las condiciones medioambientales no son, en general, idóneas para el tratamiento de enfermos o accidentados.

El desplazamiento del paciente desde su barco a un barco hospital o un hospital en tierra, por lo general no precisa la intervención del equipo sanitario. Este traslado se realiza con la ayuda exclusiva de los tripulantes de las lanchas o de los botes de rescate rápidos (FRB = fast rescue boats). Lo común es que dichas embarcaciones estén operadas por personal paramédico, que con la suficiente experiencia puede hacerse cargo de estos casos no complicados.

En algunos casos el paciente no dispone de la autonomía suficiente para que el personal sanitario pueda desarrollar las maniobras que corresponden desde el punto de vista técnico. Por su parte la estabilización y movilización inicial, aún en su propio barco, es responsabilidad del equipo asistencial.

Los rescatadores paramédicos y los componentes de la tripulación del barco del paciente pueden prestar una ayuda muy valiosa en estos casos graves, si son organizados y coordinados adecuadamente. Sin embargo, para ello se debe de disponer de equipos tales como lanchas y botes de rescate rápidos que son unas embarcaciones parecidas a las lanchas neumáticas convencionales (tipo zodiac) pero con unas especificaciones técnicas definidas reglamentariamente. Se establecen sus requisitos, por medio de la MSC/Circular 809/4.1 de la OMI: "Recomendaciones a aplicar a balsas salvavidas reversibles, balsas salvavidas autoadrizables y botes de rescate rápidos, incluyendo pruebas, para buques transbordadores de carga rodada y pasaje".

Sin embargo, no siempre las cosas salen bien y es necesario contar con protocolos de manejo de riesgos, accidentes o abandono del barco. Para ello el personal sanitario y tripulación deben de contar con instrucción sobre uso de balsa y supervisión de sus dotaciones de emergencia, debe de evitar la inmersión si es posible (hipotermia-fibrilación ventricular), un elemento muy importante es evitar sobre todo la inmersión brusca, así como usar trajes de inmersión o, al menos, una importante cantidad de ropa de abrigo (preferiblemente lana), usar dispositivos de flotabilidad y tomar medicación anticinetósica antes de abordar la balsa si el paciente o tripulante presenta hiperémesis.

Referencias bibliográficas.

1. http://www.cirm.it : Centro Internacional Radio médico de Roma (Italia)

2. http://www.sasemar.es/index.html : Sociedad de Salvamento Marítimo

3. http://www.semm.org : Sociedad Española de Medicina Marítima

4. http://www.who.int/home-page : Organización Mundial de la Salud

5. International Maritime Organization (IMO) : Organización Marítima Internacional

6. O.I.T.: Protección de la salud y asistencia médica de la gente de mar. Conferencia Internacional del Trabajo 74ª reunión marítima. Informe IV. Ginebra, 1987.

7. PIEDROLA GIL, G. y PIEDROLA ANGULO, G.: Medicina Preventiva Naval. En Piédrola Gil, G.: "Medicina Preventiva y Social: Higiene y Sanidad Ambiental". Ed. Amaro. Madrid, 1982, T.II, pp.: 492 y ss.

8. Real Decreto 39/97 de 17 de enero por el que se aprueba el Reglamento de los Servicios de Prevención.

Medicina en el ámbito marino. Marco regulatorio para la valoración de los marinos y patologías musculoesqueléticas asociadas.

Autor: William Gutiérrez Sandí
Email: wgutierrezs@hotmail.com

Las patologías que sufren los marinos son muy diversas: infectocontagiosas, digestivas, traumáticas, osteoarticulares, osteotendinosas, y la parte más complicada es que suelen darse. Al realizar una revisión interesante de la normativa española aplicable para la valoración de pacientes que pueden presentar afecciones musculoesqueléticas por manipulación de cargas. Desde la perspectiva legal la Ley 14/1.986 de 25 de abril General de Sanidad establece que las Administraciones Públicas desarrollarán, entre otras, actuaciones en materia de protección, promoción y mejora de la Salud Laboral. La Ley 31/1.995 de 8 de noviembre de Prevención de Riesgos Laborales, y en concreto el artículo 6 de la misma, prevé que normas reglamentarias han de ir fijando y específicamente los elementos más técnicos de las medidas preventivas.

El Real Decreto 487/1.997 de 14 de abril sobre Disposiciones Mínimas de Seguridad y Salud relativas a la Manipulación Manual de Cargas que entrañe riesgos, en particular dorsolumbares, para los trabajadores, especifica las condiciones mínimas de seguridad en la manipulación manual de cargas y procede a la transposición al derecho español del contenido de la Directiva Comunitaria 90/269/CEE de 29 de mayo. El Real Decreto 487/1.997 de 14 de abril deroga la disposición del Ministerio de Trabajo de 15 de noviembre de 1.935 y la Orden Ministerial de 2 de junio de 1.961 sobre prohibición de cargas a brazo que excedan los 80 kilogramos. No obstante, nada se expresa sobre el Decreto de 26 de julio de 1.957 que aprueba el Reglamento de trabajos prohibidos a mujeres y menores por peligrosos e insalubres, entendiendo que está vigente en lo relativo a los menores de 18 años.

En el ámbito específico del sector marítimo-pesquero distinta normativa ha tenido como objetivo proteger la salud de los trabajadores del mar. En este contexto la Orden de Presidencia de 1 de marzo de 1.973 que contempla los principios emanados de los convenios de la Organización Internacional del Trabajo números 16 (sobre examen médico a menores), 73 (sobre examen médico de la gente del mar) y 113 (sobre examen médico a los pescadores), el Real Decreto 1.414/1.981 de 3 de julio, sobre reestructuración del Instituto Social de la Marina, en su artículo 2 apartado 5, reafirmada en la Disposición Adicional Sexta del Real Decreto 39/97 de 17 de enero por el que se aprueba el Reglamento de los Servicios de Prevención, los Reales Decretos 285/2.002 de 22 de marzo y 525/2.002 de 14 de junio que incorporan al ordenamiento jurídico español la Directiva 1.99/63/CE relativa a la ordenación del tiempo de trabajo de la gente del mar, así como las recomendaciones de la Organización Mundial de la Salud (OMS) para la realización de los Reconocimientos Médicos periódicos y previos al Embarque.

También al revisar lo decretado en el Real Decreto 1.696/2.007, de 14 de diciembre, mediante el cual se regulan los reconocimientos médicos de embarque marítimo, en su artículo 6 punto 2, hace referencia a los protocolos sanitarios específicos o no determinados por el Instituto Social de la Marina, con el objetivo de llevar a cabo Vigilancia de la Salud de los trabajadores del mar.

Por lo tanto, si tomamos la normativa indicada y la enfocamos hacía la valoración de los trastornos musculoesqueléticos originados por la manipulación manual de cargas pueden producirse en cualquier tipo de trabajo. Sin embargo, el sector marítimo pesquero, y más concretamente el sector de la pesca marítima, se encuentra entre las industrias de mayor riesgo; las estadísticas muestran que en España entre el 20 al 30% de las causas de invalidez permanente concedida a los trabajadores del mar se debe a enfermedades del sistema musculoesquelético y del tejido conjuntivo.

Por lo tanto, la aplicación de la normativa indicada al momento de la valoración de los pacientes es de suma importancia, para poder mantener un balance entre buena calidad de vida de los trabajadores del mar, las empresas, las aseguradoras y el sector salud; máxime como se indicó que en España la manipulación manual de cargas es anualmente y por término medio el origen aproximado de un 22% de los accidentes con baja registrados.

Referencias bibliográficas.

1. Orden de Presidencia de 1 de marzo de 1.973.
2. Convenio de la Organización Internacional del Trabajo número 16 (sobre examen médico a menores).
3. Convenio de la Organización Internacional del Trabajo número 73 (sobre examen médico de la gente del mar).
4. Convenio de la Organización Internacional del Trabajo número 113 (sobre examen médico a los pescadores).
5. Protocolos de Vigilancia Sanitaria Específica. Manipulación Manual de Cargas. Ministerio de Sanidad y Consumo.
6. Real Decreto 1.696/2.007, de 14 de diciembre, por el que se regulan los Reconocimientos Médicos de embarque marítimo.
7. Ley 14/1.986 de 25 de abril General de Sanidad.
8. La Ley 31/1.995 de 8 de noviembre de Prevención de Riesgos Laborales.

Organización de la medicina marítima. Patologías de los marinos.

Autor: William Gutiérrez Sandí
Email: wgutierrezs@hotmail.com

El sector marítimo pesquero, y más concretamente el sector de la pesca marítima, se encuentra entre las industrias de mayor riesgo; las estadísticas muestran que en España entre el 20 al 30% de las causas de invalidez permanente concedida a los trabajadores del mar se debe a enfermedades del sistema musculoesquelético, en España la manipulación manual de cargas es anualmente y por término medio el origen aproximado de un 22% de los accidentes con baja registrados. Por lo tanto, la aplicación de la normativa indicada al momento de la valoración de los pacientes con lesiones del sistema musculoesquelético es de suma importancia.

En España el tema de las lumbalgias en los trabajadores del mar es tan común, que existe un Real Decreto 487/1.997 de 14 de abril sobre Disposiciones Mínimas de Seguridad y Salud relativas a la Manipulación Manual de Cargas que entrañe riesgos, en particular dorsolumbares, para los trabajadores, el cual se aplica junto con el Real Decreto 1.696/2.007, de 14 de diciembre, por el que se regulan los Reconocimientos Médicos de embarque marítimo.

En cuanto a este último real decreto define dos tipos de reconocimiento: primero el reconocimiento médico inicial: tendrá tal consideración el reconocimiento médico que se practique al interesado por primera vez o cuando hayan transcurrido más de cinco años desde la fecha de realización del último reconocimiento médico de embarque marítimo, después se plantean los reconocimientos médicos periódicos: los supuestos no contemplados en el apartado anterior.

Las valoraciones de las patologías músculo esqueléticas son muy amplias, para efecto del presente trabajo nos centraremos en las patologías lumbares. En cuales deberían de ser los principales elementos por valorar para poder terminar si es una patología discapacitante o no para trabajar, si grado de afección, si es aguda o crónica y como ello repercutirá en la calidad de vida y expectativa laboral del marino.

El primer elemento por valorar será la parte de la encuesta de salud, en ella se deben de valorar elementos tales como:

1. Puesto de trabajo actual.

2. Antigüedad en el puesto de trabajo actual.

3. Duración de la jornada laboral: < 1 hora 1-2 horas 2-4 horas 4-6 horas 6-8 horas > 8 horas.

4. d.Contenido de la tarea en manipulación de cargas: Levanta/Coloca/Empuja/Tracciona/Desplaza.

5. La tarea en manipulación de cargas ¿es repetitivo? si/no.

6. El tiempo de permanencia en tareas de manipulación e cargas es: esporádica/continua.

7. El peso de la carga es: <1 Kg, 1-3 Kg, 3-25 Kg, > 25 Kg.

8. ¿Ha padecido tendinitis o tenosinovitis? si/no. Si la respuesta es afirmativa, ¿dónde?

9. ¿Ha padecido fracturas o traumatismos graves? si/no. Si la respuesta es afirmativa, ¿dónde?

10. ¿Ha padecido o padece alguna de las siguientes enfermedades? diabetes gota colagenosis hipotiroidismo osteoporosis osteomalacia reumatismo.

11. ¿Practica deporte? si/no.

12. ¿Tiene alguno de los siguientes síntomas? Tales como: dolor debilidad calambres insensibilidad en manos.

13. En los últimos 12 meses ¿ha presentado problemas en...?

   - nuca hombro (derecho/izquierdo) codo (derecho(izquierdo) muñeca-mano.
   - (derecho/izquierdo) columna alta columna baja cadera.
   - (derecha/izquierda) rodilla (derecha/izquierda) tobillo-pie (derecho/izquierdo).

14. En los últimos 12 meses ¿ha estado de baja laboral por problemas en:

   - nuca hombro (derecho/izquierdo) codo (derecho(izquierdo).
   - muñeca-mano (derecho/izquierdo) columna alta columna baja.
   - cadera (derecha/izquierda) rodilla (derecha/izquierda) tobillo-pie (derecho/izquierdo).

Como segundo punto de estudio se deberá de tener la historia clínica, en donde se deberán incluir apartados tales como:

a. Anamnesis.

   a. ¿Ha padecido o padece?

      o contracturas, calambres, roturas de fibras musculares.
      o tendinitis, tenosinovitis, roturas tendinosas y/o.
      o ligamentosas, esguinces, bursitis.
      o artrosis, artritis, hernias discales.
      o fracturas, fisuras.
      o lesiones neurológicas.
      o trastornos vasomotores.
      o hernias abdominales y/o inguinales.

   b. ¿Ha padecido o padece?

      o diabetes mellitus (DM).
      o cardiopatía isquémica.
      o hipertensión arterial.
      o Dislipemias.

- o otras enfermedades.
- c. Tratamientos médicos que sigue en la actualidad.
- d. Accidentes de trabajo y/o enfermedades profesionales padecidas.
- e. Consumo de tabaco: si/no/exfumador. Si la respuesta es afirmativa: número de cigarrillos años de consumo.
- f. Consumo de bebidas alcohólicas: si/no/exconsumidor.
- g. Si la respuesta es afirmativa: unidades/día años de consumo.
- h. Antecedentes familiares de:
  - o diabetes mellitas.
  - o cardiopatía coronaria.
  - o trastornos de la coagulación.
  - o neoplasias.
- i. ¿Realiza actividades extralaborales que exijan manipulación manual de cargas?: si/no. Si la respuesta es afirmativa, ¿cuáles?, ¿Cuánto tiempo?

b. Exploración clínica inespecífica. Las variables que se incluyen son:
  - a. Peso.
  - b. Talla.
  - c. Índice de masa corporal.
  - d. Tensión arterial (sistólica y diastólica).
  - e. Frecuencia cardiaca.
  - f. Auscultación cardiaca.
  - g. Auscultación pulmonar.
  - h. Palpación abdominal (descartar hernias).

c. Exploración clínica especifica. *Columna lumbar:*
  - i. Inspección. Con el sujeto desnudo, observar la movilidad espontánea, buscar lesiones en la piel, actitud postural (actitud en inclinación lumbar: hernia discal posible), pérdida de lordosis fisiológica.
  - ii. Palpación y puntos dolorosos. Con el enfermo de pie y el explorador sentado, colocando los dedos por encima de las crestas ilíacas y los pulgares sobre la línea media de la columna (espacio L4-L5). Se realiza palpación de apófisis espinosas (falta de apófisis sacras o lumbares es sugerente de espina bífida, un hueco palpable o visible entre una apófisis y la siguiente puede indicar espondilolistesis –más frecuente entre L5 sobre S1 o de L4 sobre L5-. Asimismo se deben palpar las articulaciones interapofisarias posteriores, la superficie posterior del cóccix (la única manera de palpar por completo el cóccix es mediante tacto rectal), los músculos paravertebrales (es conveniente que el paciente eche la cabeza hacia atrás con el fin de relajar la fascia que cubre

éstos músculos) y las articulaciones sacroilíacas (prueba de expansión pélvica –en decúbito supino se presiona hacia abajo en los bordes externos de la pelvis- y prueba de compresión pélvica – en decúbito lateral se presiona hacia abajo sobre la pala iliaca-) buscando la presencia de dolor indicativo, en primer lugar, de sacroileitis.

iii.   Movilidad. Los ángulos normales de movilización lumbar son:

- o   flexión: 60°.
- o   extensión: 35-40°.
- o   inclinación lateral: 30°.
- o   rotación: 20°.
- o   distancia dedo-suelo: 0 cm.
- o   paciente rígido > 30-40 cm.
- o   test de Schöber: 5 cm o más.

d. Se deberán aplicar una serie de maniobras o pruebas físicas exploratorias tales como:
- o   Maniobra para la articulación acromioclavicular
- o   Maniobra de Jobe.
- o   Maniobra de Patte.
- o   Maniobra de Gerber.
- o   Maniobra de Yocum.
- o   Maniobra de Hawkins.
- o   Palm-up test o prueba de la palma hacia arriba.
- o   Prueba de la aprehensión.

e. Manejo de las patologías músculo esqueléticas.
El manejo de las patologías será muy dependiente de las condiciones agudas o crónicas según sea el caso de cada marinero. Se pueden tratar las lesiones con AINES, esteroides, opiáceos de bajo nivel entre otros. Dependiendo de la lesión, requerirá de reposo, pruebas de imágenes médicas hasta terminar con procesos quirúrgicos, según sea el caso.

Referencias bibliográficas.

1.   Medicina del Trabajo. Protocolos y prácticas de actuación. Vicente MªT, Ramírez MªV, Murcia JJ. Letrera Publicaciones S.L. Bilbao, 2.008.

2.   Mestré, Fernando. Protocolo a aplicar en los reconocimientos médicos para el embarque relacionado con la manipulación manual de cargas. Programa de Experto en Sanidad Marítima. UCA, España.

3. Real Decreto 1.696/2.007, de 14 de diciembre, por el que se regulan los Reconocimientos Médicos de embarque marítimo.

4. Real Decreto 487/1.997 de 14 de abril sobre Disposiciones Mínimas de Seguridad y Salud relativas a la Manipulación Manual de Cargas que entrañe riesgos.

Casos de asistencia a bordo y otros. Telemedicina.

Autora: Hannah Diermissen Rodríguez
Email: hannahdiermissen@gmail.com

Uno de los principales inconvenientes que se cuenta en el área marítima es que en muchas ocasiones la asistencia médica debe ser realizada por tele consulta, ya sea por vía radio o si hay señal satelital podría tenerse condiciones de telepresencia.

La telemedicina significa medicina a distancia. En ese sentido se engloban varios aspectos de la práctica médica: el diagnóstico y el tratamiento, pero también la formación sanitaria, siempre que se realicen a distancia. Las tecnologías telemáticas han ido evolucionando con la aparición y el desarrollo de las telecomunicaciones se han utilizado tecnologías como telegrafía, radiofonía, teléfono, comunicaciones por satélite, cable, internet, los enfoques que se dan a esta actividad van dirigidos a desarrollar tres aplicaciones fundamentales:

i. Telemedicina asistencial: englobaría todas aquellas actividades relacionadas con el diagnóstico y el tratamiento de los procesos patológicos. Dentro de esta rama de la telemedicina se distinguen una serie de variantes con puntos en común entre ellas: teleasistencia, televigilancia, teleconsulta entre médicos.

ii. Telemedicina administrativa: en este tipo se encuentran los programas de cita previa de los pacientes a través del teléfono; la petición/autorización telefónica de pruebas complementarias (análisis, radiología, etc.); archivo y acceso compartido de la historia clínica en el centro sanitario, para que cada médico pueda acceder en todo momento a la información referida a su paciente; intercambio de información electrónica entre profesionales; etc.

iii. Teleformación: permite la actualización de los conocimientos del personal sanitario (cursos no presenciales) y la divulgación de contenidos informativos para los ciudadanos (campañas informativas y alertas sanitarias).

Existen múltiples centros radio-médicos en el mundo y las guías sanitarias oficiales que deben llevar todos los buques y diferentes manuales de medicina náutica o marítima hacen referencia a su actividad y a los cuidados que pueden dispensar. Se podría decir que los resultados que se han obtenido del uso de la telemedicina para la prestación de servicios de radio médica y de la existencia de personal bien preparado en el barco, junto con el aprovechamiento de las técnicas tele médicas e incrementando de la cooperación entre los centros radio médicos de todo el mundo se logrará una asistencia médica de calidad en cualquier lugar.

La recomendación 106 de la Organización Internacional del Trabajo (O.I.T) es el primer documento oficial donde se recoge de una manera detallada cómo debe ser la asistencia médica por radio a los marinos. En este documento se establece que debe ser gratuita, disponible y continua, a cualquier hora. El centro que lo preste el servicio de telemedicina debe disponer de un especialista siempre que sea necesario. Un ejemplo de este tipo de centro es el Sahlgrenska University Hospital, en Gothenburg, Suecia, es uno de los hospitales más grandes de europa y ha estado proporcionando apoyo y asesoramiento a las embarcaciones de todo el mundo desde el año 1922.

El Sahlgrenska es también el hospital de referencia internacional para la Administración Marítima de Suecia, la cual, a su vez, es la autoridad competente para establecer los estatutos de las normativas y regulaciones, con relación a la atención y los botiquines médicos de los barcos.

En el caso de España, se puede contactar con el Centro Radio-Médico Español de las siguientes formas: al teléfono: + 34.91.310.34.75, radio: si la estación costera es española, solicitar "consulta médica" y conectarán con el Centro directamente (el C.R.M.E. es el centro médico de referencia, como ya hemos indicado). Si la estación de radio es extranjera basta con pedir conferencia con el número de teléfono del C.R.M.E.

Según el problema por el que se haya llamado al C.R.M.E., el médico puede tomar tres decisiones:

1. Tratamiento del enfermo a bordo de su buque: el caso no reviste gravedad.

2. Desembarco del tripulante en la próxima arribada: la gravedad del caso y los medios a bordo permiten tener el caso controlado desde el centro médico: infecciosas, endocrino, mentales, sistema nervioso, sistema cardiocirculatorio, respiratorio, sistema digestivo, genitourinario, piel, musculoesquelético, síntomas/signos, accidentes.

3. Evacuación del paciente: la gravedad del caso o la inexistencia de los medios de tratamiento adecuado aconsejan no mantener al paciente por más tiempo embarcado.

Sin embargo, ¿Cuáles son los beneficios de usar la telemedicina, en lugar de la medicina tradicional?

Existen una serie de ventajas que se entienden fácilmente como ahorro de gastos y como beneficios para la población:

- Ahorro en los costes de desplazamientos de los pacientes para acudir a los centros sanitarios.

- Ahorro en los gastos de los desplazamientos del personal sanitario para visitar a poblaciones muy desperdigadas.

- Disminución de los costes de hospitalización al reducir las estancias de aquellos pacientes que pueden recuperarse en su domicilio bajo control médico a distancia.

- Por mencionar algunas.

Ahora bien, es importante recordar en el caso de la telemedicina no debe de ser la primera opción si se cuenta con la disponibilidad del recurso físico, para poder desarrollar adecuadamente el acto médico. Que la teleconsulta es un valioso recurso, pero no sustituye al contacto médico – paciente.

Referencias bibliográficas.

1. Goethe W. Manual de medicina náutica. ISM. Spriger-Verlag Ibérica. Barcelona, 1992.

2. Guía Médica Internacional a bordo. Organización Mundial de la Salud. Ginebra, 1989.

3. Guía Sanitaria a bordo. Instituto Social de la Marina. Madrid, 2001.

4. Sánchez-Caro J, Abellán F. Telemedicina y protección de datos sanitarios (aspectos legales y éticos). Ed. Comares. Granada.

5. Stanberry B. Legal and ethical sigues in European telemedicine. European Telemedicine 1999.

6. Wootton R. Telemedicine: an introduction. European Telemedicina 1999.

Medicina del viajero y rescate en el mar.

Autora: Hannah Diermissen Rodríguez
Email: hannahdiermissen@gmail.com

A continuación, se comentará acerca de dos enfermedades tropicales que suelen ser de difícil manejo para tripulantes, oficiales y pasajeros, se revisará de manera general las características del dengue y la fiebre amarilla son las enfermedades tropicales de mayor prevalencia en los países llamados del tercer mundo, o en vías de desarrollo.

Las enfermedades tropicales son enfermedades infecciosas prevalentes en las regiones tropicales y subtropicales del planeta. Estos territorios se caracterizan por climas cálidos y húmedos y son, en su mayor parte, regiones subdesarrolladas a nivel social, económico y sanitario. El riesgo adquirir infecciones dependerá de varios factores, como el motivo del viaje, el itinerario, la calidad del alojamiento, la higiene, los saneamientos y la conducta del propio viajero.

Las principales vías de transmisión de las enfermedades tropicales son: alimentos y agua, vectores: fiebre amarilla y dengue, animales los cuales generan zoonosis, por citar algunas.

El dengue.

En su origen etiológico es una enfermedad causada por el virus del dengue, un flavivirus, del que hay 4 serotipos relacionados: Den-1, Den-2, Den-3 y Den-4. Su transmisión es a través del mosquito Aedes aegypti, que pica durante las horas diurnas; este puede presentarse de 3 formas clínicas:

i. Fiebre del dengue: una enfermedad febril aguda que se manifiesta con la aparición repentina de fiebre, seguida de síntomas generalizados y, en ocasiones, sarpullido cutáneo macular. Los pacientes se recuperan en pocos días.

ii. Fiebre hemorrágica del dengue: se caracteriza por la aparición aguda de fiebre seguida de otros síntomas como trombocitopenia, un incremento de la permeabilidad vascular y manifestaciones hemorrágicas.

iii. El síndrome de shock por dengue: es muy raro, pero cursa con grave hipotensión que requiere un tratamiento urgente para corregir la hipovolemia.

Se extiende por regiones tropicales y subtropicales de América Central y del Sur, el Sudeste y el Sur de Asia, así como en África. Para los viajeros el riesgo es alto en las zonas endémicas y en las afectadas por epidemias de dengue. Su tratamiento dependerá desde un tratamiento de síntomas leves, hasta manejo en salas de cuidados intensivos, por reposición de líquidos y electrolitos.

La fiebre amarilla.

La fiebre amarilla presenta una etiología causada por el virus de la fiebre amarilla, un arbovirus que pertenece al género Flavivirus, cuya transmisión se da por la picadura, entre otros, del mosquito Aedes aegypti durante las horas del día. Los vectores que causan de esta enfermedad se pueden encontrar en los bosques de Sudamérica. El virus de la fiebre amarilla infecta tanto a humanos como a monos, por lo tanto, también puede ser una zoonosis. Los mosquitos infectivos pueden picar a los humanos que entran en zonas boscosas dando lugar a casos esporádicos o a pequeños brotes. En áreas urbanas, la infección entre los humanos la transmiten los mosquitos, lo que da lugar, en núcleos con alta densidad de población, a grandes epidemias de fiebre amarilla.

La enfermedad es difícil de reconocer en los primeros estadios y su diagnóstico se hace mediante un análisis de sangre. La mayoría de las infecciones causan una enfermedad aguda que se desarrolla en 2 fases: Una primera en donde aparece fiebre, dolor muscular, cefaleas, escalofríos, anorexia, náuseas y/o vómitos, a menudo con bradicardia, y una segunda en donde se tiene la reaparición de la fiebre, ictericia, dolor abdominal, vómitos y manifestaciones hemorrágicas. Por normativa internacional la fiebre amarilla es una enfermedad de declaración obligatoria internacional.

El virus de la fiebre amarilla es endémico en algunas áreas tropicales de África y América Central y del Sur, para los viajeros el riesgo de estar expuestos en todas las zonas donde la fiebre amarilla es endémica. El peligro más elevado se produce en las zonas de jungla y boscosas.

La vacunación es obligatoria para entrar en algunos países. Independientemente de esta exigencia, se recomienda la vacunación a todos los viajeros que se dirijan a zonas endémicas, únicamente se administra en los centros de vacunación autorizados, donde se expide el Certificado Internacional de vacunación y su validez legal es de 10 años a partir de los 10 días de la primera dosis, e inmediata en la revacunación. Ahora bien, cuando la vacunación contra la fiebre amarilla está contraindicada por razones médicas, es necesario llevar una certificación médica de exención que se expide en los centros de vacunación internacional.

El tratamiento dependerá de cada caso y se deben de tomar precauciones para evitar las picaduras de mosquitos durante el día y la noche.

Referencias bibliográficas.

1. African tripanosomiasis (sleeping sickness). Revisado: 16 de Julio de 2022. Disponible en: www.who.int/mediacentre/factsheets/fs259/en

2. Bell R. Tropical Medicine. 4.ª ed. Leeds: Blackwell Science Ltd.; 1995.

3. Enfermedades infecciosas de riesgo potencial para el viajero. Revisado: 14 de Julio de 2022. Disponible en: http://www.msc.es/profesionales/saludPublica/sanidadExterior/salud/viajesInter/cap5htm

4. Fiebre amarilla. Revisado: 16 de Julio de 2022. Disponible en: http://www.who.int/topics/yellow_fever/es/

CAPÍTULO IV. PREVENCIÓN DE RIESGOS LABORALES, SEGURIDAD, NORMATIVA Y EMERGENCIAS APLICADOS A LA MEDICINA EN EL ÁMBITO MARÍTIMO

Riesgos laborales y emergencias marítimas.

Autor: William Gutiérrez Sandí
Email: wgutierrezs@hotmail.com

Orígenes del salvamento marítimo.

El nacimiento del RNLI.

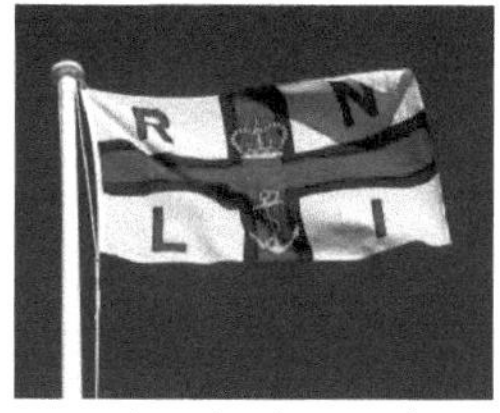

Es importante recordad como nacen los sistemas de salvamento marítimo. Es en el año 1823 cuando William Hillary (1774–1847) publica en Inglaterra una proclama pionera bajo el título de: *"Una llamada a la nación británica en nombre de la Humanidad para formar una Institución Nacional de Salvaguardia de vidas y propiedades en los Naufragios"* posteriormente, en 1852 Willian Hillary crea el **Royal National Lifeboat Institution (RNLI)**, el cual ha sido el pionero del **Salvamento Marítimo en el Mundo** y ha tenido la constancia de mantenerse operativa en la actualidad con el mismo espíritu que le inspiró Sir William Hillary.

A partir del modelo inglés en Europa y colonias francesas y/o inglesas se siguió la misma tendencia a la creación de sociedades de origen benéfico, no gubernamentales, de auxilio a los náufragos, la mayor parte de estas fueron diluyéndose o bien conformándose en agencias paraestatales. El Convenio de Hamburgo fue un acontecimiento, que conllevó a invertir en infraestructuras en materia de Salvamento Marítimo y lucha contra la Contaminación Marina, así como en medios de control del tráfico de buques por sus costas en diferentes sitios de Europa. En Inglaterra por ejemplo, aunque ha sobrevivido el RNLI, en 1822 nació el HM Coastguard como Servicio Fiscal Marítimo, que posteriormente en el año 1850 se integraría en la Armada, la Royal Navy, para pasar en 1923 a fusionarse con la ya creada "Marine Pollution Control Unit" y estableciéndose tal como hoy se conoce la "Coastguard Agency". Además, los Centros de Control (MRCC) del Guardacosta coordinan no solo su medio, sino también los del RNLI, así como de la Royal Navy y Royal Air Force. También, contempla un cuerpo de voluntarios que se denomina "Auxiliary Coastguard".

Miremos ahora el caso de Alemania en donde en 1860, se constituyó la organización de salvamento marítimo con un patrón brindado por la RNLI y nace la "Deutchen Gesellschaft zur Rettung Schiffbrüchiger (DGzRS)". También, en Francia en 1865, nace la "Societé Centrale de Sauvetage des Naufrages" que hoy día no existe, aunque se conserva aún la "Societé Nationale de Sauvetage en Mer".

Sociedad Española de Salvamento de Náufragos" (SESN) el RNLI español.

Otra importante sociedad de salvamento se desarrolla en España a partir de 1859, y fue precedida por sociedades locales y es así como el 19 de diciembre de 1880 se constituye la unificada "Sociedad Española de Salvamento de Náufragos" (SESN). La SESN fue poco a poco decayendo en su actividad y en la pérdida progresiva de medios que le sirviera como para poder afrontar la necesidad de un país marítimo como España y la guerra civil española la termina de liquidar.

En esta en el período de1940 a 1970. Como parte del Ejército del Aire se creó el "Servicio Aéreo de Rescate (SAR)" que con las siglas SAR jugaba a significar también las siglas internacionales "search and rescue". El SAR creado en 1955 sigue existiendo en la actualidad y ha complementado la labor de la Marina de Guerra en principio y ahora de la Sociedad Estatal de Salvamento Marítimo. Después pasa en 1970 la Subsecretaría de la Marina Mercante propuso la participación de la Cruz Roja española 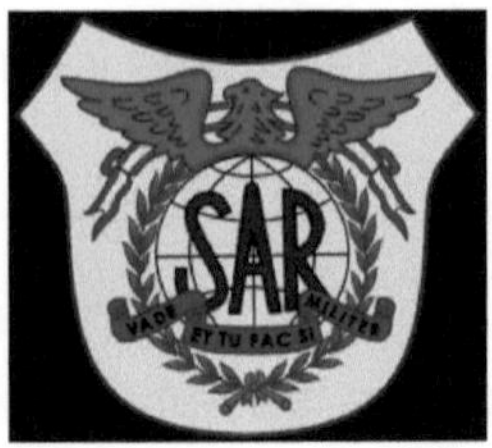 para la prestación del servicio de salvamento de náufragos, en 1971 se publicaron las "Normas provisionales de funcionamiento de la Cruz Roja del Mar (CRM, a la vez que La Sociedad Española de Salvamento de Náufragos (SESN) se integró en la CRM en el año 1972 para dar asistencia a este tipo de proyectos.

El estado Español fue adquiriendo unos compromisos internacionales como el Convenio Internacional de Alta Mar (1958), el cual obligaba a establecer un servicio SAR, el Convenio para la Seguridad de la Vida humana en la Mar (1974), que también solicitaba de los Estados el establecimiento de un servicio SAR y notificarlo, el Convenio Internacional de Salvamento Marítimo (1979) para el cual el gobierno español tuvo demorar en firmar ya que le imponía unos medios de control y ayuda que España no disponía. Adicionalmente, se firmó el Convenio de las Naciones Unidas sobre el Derecho del Mar (1982) que de forma explícita obligaba a España a establecer un servicio SAR.

Sin embargo, fue la firma de la Ley de Puertos del Estado y Marina Mercante en 1992, la que trajo la creación de SASEMAR (Sociedad de Salvamento y Seguridad Marítima) bajo el principio de la coordinación la que marcó la diferencia en el modelo de atención a la gente de mar en situaciones de emergencia. El Art. 90 de la Ley de Puertos señalaba que el objeto de SASEMAR sería la prestación de servicios de búsqueda, rescate y salvamento marítimo, de prevención y lucha contra la contaminación del medio marino, de control y ayuda al tráfico marítimo, servicios de remolque y de embarcaciones auxiliares y servicios complementarios de los anteriores.

Sociedad de Salvamento y Seguridad Marítima (SASEMAR).

Estructura de la SASEMAR.

La SASEMAR es una entidad pública empresarial adscrita al Ministerio de Fomento a través de la DGMM. Fue creada en 1992 por la citada Ley de Puertos y entró en labores en España en el año 1993. Es el órgano español para la coordinación global de los servicios SAR, tal y como lo manda el Convenio de Hamburgo de 1979. Además, los sistemas de comunicación de emergencias incluidos en el GMDSS (radio, radiobalizas, etc.) y el teléfono de emergencia 900–202–202 los marinos, pescadores, embarcaciones de recreo, etc., pueden establecer el contacto las 24h del día.

La Dirección de Operaciones de SASEMAR es el órgano básico de gestión del tráfico marítimo, la prestación de servicios SAR así como los de prevención y lucha contra la contaminación marina. Directamente desde esta Dirección se encuentra relacionado orgánicamente el Centro Nacional de Coordinación de Salvamento (CNCS) que coordina a su vez a los más de 20 centros repartidos por la costa española.

Las categorías de estos son:

- CENTROS ZONALES
(CZCS)

- CENTROS REGIONALES
(CRCS)

- CENTROS LOCALES
(CLCS)

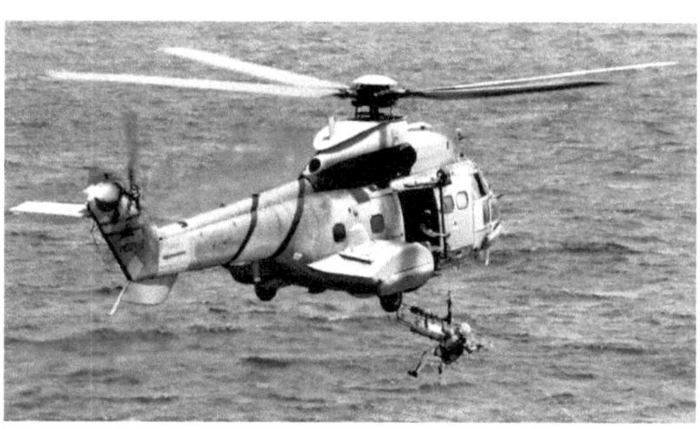

La SASEMAR para su operación de búsqueda y rescate cuenta con helicópteros "Helimer", así como aviones de ala fija, con respecto a las unidades marítimas hay dos tipos: los buques de salvamento o remolcadores de altura, algunos en exclusividad y las "Salvamar.

Las torres de control.

Las Torres de Control o MRCC empezaron a instalarse en España muy tardíamente, en 1987 fue la de Tarifa-Tráfico que empezaba a controlar el dispositivo de separación trabajando en una red de centros distribuidas en el territorio español.

Planes Nacionales de Salvamento (PSN).

La SASEMAR ha ido desarrollando diversos "Planes Nacionales de Servicios Especiales de Salvamento de la Vida Humana en la Mar y de la Lucha contra la Contaminación del Medio Marino", generalmente conocidos como Planes Nacionales de Salvamento (PSN) y se estructura en seis programas:

1. Programa de medios de salvamento y lucha contra la contaminación.

2. Programa de centros periféricos.

3. Programa de formación y prevención.

4. Programa de investigación e innovación.

5. Programa de coordinación.

6. Programa de seguridad de buques pesqueros.

El PNS establece que, para hacer frente a posibles accidentes por derrames o vertidos, Salvamento Marítimo requiere disponer del suficiente material de actuación (barreras, succionadores de hidrocarburos, etc.) en puntos estratégicos o bases. El inventario de los PSN para el año 2009 era de:

i. 14 buques propios (10 remolcadores y 4 buques polivalentes).

ii. 1 buque recogedor de 3.000 m3 de capacidad (fletado), y que junto con el resto de los medios, incrementará la capacidad de recogida de productos contaminantes a 7.300 m3.

iii.   55 embarcaciones "Salvamares", 16 de ellas de nueva construcción.

iv.   10 embarcaciones rápidas polivalentes ~25-30 m, todas ellas de nueva construcción, modelo nuevo que se incorpora por primera vez a la flota marítima.

v.   10 helicópteros, de los cuales 8 serán de nueva construcción y en propiedad, y 2 en alquiler.

vi.   aviones de ala fija de nueva construcción.

vii.   bases estratégicas de salvamento y lucha contra la contaminación marina y 5 bases locales.

viii.   bases de actuación subacuática.

Estructuras de protección y control de tráfico en Europa.

Con relación a este tema son varias las estructuras que realizan prevención de la contaminación y representación internacional, gestión de recursos: control tráfico marítimo, servicio de tráfico marítimo, etc., lucha contra la contaminación marina en la Unión Europea. Piniella (2009) en su obra: La Seguridad del Transporte Marítimo menciona varias de dichas estructuras organizaciones que tiene función a nivel europeo.

Tabla 02. Tablas de prevención de la contaminación, gestión de recursos de tráfico y lucha contra la contaminación marina.

A) PREVENCIÓN DE LA CONTAMINACIÓN y REPRESENTACIÓN INTERNACIONAL

PAISES	ORGANO COMPETENTE			
	NOMBRE	TIPO DE INSTITUCIÓN	DEPENDENCIA DIRECTA	DEPENDENCIA MINISTERIAL
ALEMANIA	Subdirección de Contaminación Marina (Organismo Normativo) SBOE – Agencia Federal para el control de la Contaminación Marina (Actuación Preventiva)	Administración Central Sociedad Estatal	Dirección General del Transporte Marítimo	Ministerio de Transporte Ministerio de Medio Ambiente
FRANCIA	Direction des Affaires Maritimes et des Gents de Mer	Administración Central	Servicios Centrales del Ministerio Secretariado General del Mar	Ministerio de Equipamiento, Transportes y Vivienda Secretariado General del Mar
ITALIA	Ministerio de Medio Ambiente (Org. Normativo) Guardia Costiera (nivel ejecutivo)	Administración Central Organismo Autónomo		Ministerio de Transportes y Navegación Ministerio de Medio Ambiente
REINO UNIDO	Unidad de Control de la Polución marina (MPCU)	Agencia Estatal	Her Majesty Coast Guard (HMCG)	Departamento de Medio Ambiente, Transportes y Regiones
ESPAÑA	Dirección General de la Marina Mercante	Administración Central	Ministerio de Fomento	Ministerio de Fomento

B) GESTIÓN DE RECURSOS: CONTROL TRÁFICO MARÍTIMO, SERV. TRÁFICO MARÍTIMO, etc.

PAISES	ORGANO COMPETENTE			
	NOMBRE	TIPO DE INSTITUCIÓN	DEPENDENCIA DIRECTA	DEPENDENCIA MINISTERIAL
ALEMANIA	Agencia Federal de Seguridad Marítima Länders	Agencia Federal	Dirección General del Transporte Marítimo	Ministerio de Transporte
FRANCIA	Direction des Affaires Maritimes et des Gents de Mer Direcciones Regionales de Asuntos Marítimos Centros Regionales (CROSS)	Administración Central Administración Regional	Prefecto Marítimo Colectividad Territorial	Ministerio de Equipamiento, Transportes y Vivienda Defensa
ITALIA	Guardia Costiera	Organismo Autónomo		Ministerio de Transportes y Navegación
REINO UNIDO	Channel Navigation Information System (CNIS)	Agencia Estatal	Her Majesty Coast Guard (HMCG)	Departamento de Medio Ambiente, Transportes y Regiones
ESPAÑA	Dirección General de la Marina Mercante Sociedad de Salvamento y Seguridad Marítima	Administración Central	Ministerio de Fomento	Ministerio de Fomento

C) LUCHA CONTRA LA CONTAMINACIÓN MARINA

PAISES	ORGANO COMPETENTE			
	NOMBRE	TIPO DE INSTITUCIÓN	DEPENDENCIA DIRECTA	DEPENDENCIA MINISTERIAL
ALEMANIA	SBOE – Agencia Federal para el control de la Contaminación Marina (Actuación Preventiva) ELG – National Spill Response Team – (Coordinación entre Gobierno Federal y Gobiernos Regionales – Länders-)	Administración Central	Dirección General del Transporte Marítimo	Ministerio de Transporte Ministerio de Medio Ambiente
FRANCIA	Prefectura Marítima Divisions Actino de l'etat en Mer	Administración Central	Secretariado General del Mar	Ministerio de Equipamiento, Transportes y Vivienda Ministerios de Medio Ambiente, Defensa e Interior
ITALIA	Guardia Costiera (nivel ejecutivo)	Organismo Autónomo		Ministerio de Transportes y Navegación Ministerio de Medio Ambiente
REINO UNIDO	Unidad de Control de la Polución marina (MPCU)	Agencia Estatal	Her Majesty Coast Guard (HMCG)	Departamento de Medio Ambiente, Transportes y Regiones
ESPAÑA	Dirección General de la Marina Mercante Sociedad de Salvamento y Seguridad Marítima	Administración Central	Subsecretaria de Fomento	Ministerio de Fomento

Fuente: Piniella (2009) La Seguridad del Transporte Marítimo

Referencias bibliográficas.

1. OMI (2002). SOLAS: Convenio internacional para la seguridad de la vida humana en el mar, 1974, y su correspondiente Protocolo de 1988: Enmiendas de 2000 en vigor en enero y julio de 2002. Revisado: 1 de Julio de 2022. Disponible en: https://labordoc.ilo.org/discovery/fulldisplay/alma993679053402676/41ILO_INST:4 1ILO_V2

2. OMI (2022). Preguntas frecuentes acerca del Convenio sobre el Trabajo Marítimo. Revisado: 1 de Julio de 2022. Disponible en: https://www.ilo.org/global/standards/maritime-labour-convention-old/faq/WCMS_CON_TXT_ILS_MAR_FAQ_ES/lang--es/index.htm

3. Piniella, F (2009). Seguridad del Transporte Marítimo, UCA, Cádiz, España.

Convenio internacional para la seguridad de la vida humana en la mar (SOLAS 74/78). SEVIMAR (SOLAS).

Autor: William Gutiérrez Sandí
Email: wgutierrezs@hotmail.com

¿Qué es el SOLAS?

Si bien el Convenio SOLAS 74 fue firmado en ese año, 1974, no entró en vigor hasta seis años después: el 25 de mayo de 1980, cuando se alcanzó la doble condición del 50% TRB de aceptación de la flota mundial y de un mínimo de 25 estados contratantes.

El SOLAS es un convenio para la seguridad en el transporte marítimo el cual está constituido por trece artículos que establecen los principios legales que los gobiernos contratantes acuerdan establecer con el objeto de acrecentar la seguridad de la vida humana en el mar.

Consta de artículos abordan los siguientes temas:

1. Sobre las obligaciones generales contraídas en virtud del Convenio.

2. El ámbito de aplicación.

3. Sobre la legislación nacional y la necesidad de presentar una relación de los organismos nacionales con autoridad en la materia del Convenio.

4. Los casos de fuerza mayor y de emergencia en los cuales los buques no estarán sujetos al Convenio.

5. La relación con los Convenios anteriores (plazos de vigencia).

6. El procedimiento de enmienda (del cual hemos hablado con anterioridad), de firma para ratificación, aprobación, adhesión y período de gracia.

7. La denuncia del Convenio.

8. Los aspectos formales de depósito, registro e idiomas y traducciones oficiales de redacción.

El convenio no se reduce a estos trece artículos, sino que el Convenio está formado, además, de un Anexo, estructurado en capítulos, partes, secciones y reglas. Este anexo es el verdadero cuerpo técnico del convenio y la herramienta de uso entre los profesionales tanto en la construcción del buque, como en la navegación y explotación comercial.

El convenio SOLAS nace por la necesidad de proteger la seguridad de la gente de mar, debido a que en los viajes por mar siempre involucran un peligro. Las reglas relativas a la seguridad de los buques tienen diferente alcance dependiendo del país. Fue alrededor del año 1855 cuando se iniciaron los esfuerzos tendientes a confeccionar reglas de carácter internacional sobre seguridad de los buques, al introducirse el Código internacional de señales por el British Board of Trade, y en 1863, cuando se crea el «Rule of the Road at Sea» (Regla sobre el tráfico en el mar), posterior a un acuerdo internacional destinado a prevenir los abordajes entre buques.

La catástrofe del Titanic en 1912 fue el detonante para la elaboración de reglas internacionales que regulan la seguridad de la vida en el mar.

En dicha ocasión perdieron la vida 1.503 personas. Por lo que, el Reino Unido convocó a las naciones con tradición marítima a una conferencia con el objetivo de crear un convenio internacional para la seguridad de la vida humana en el mar, el cual se genera en el año 1914 y es conocido como el Convenio SOLAS (Safety Of Life At Sea) de 1914 (SEVIMAR).

El objetivo principal del convenio SOLAS fue la creación de normas mínimas relativas a la construcción, el equipo y la utilización de los buques, compatibles con su seguridad. A la vez que se establece que los Estados de abanderamiento son igualmente responsables de dar fe que los buques que tiene su bandera satisfagan las disposiciones del convenio, y por ende se les pueda generar una serie de certificados los cuales garantizan la seguridad del buque y de los tripulantes.

Las disposiciones concernientes a la supervisión facultan a los gobiernos contratantes a inspeccionar las naves de otros estados contratantes, si hay motivos fundados para creer que un buque dado, y su correspondiente equipo, no cumple los requerimientos del convenio, lo anterior se denomina: "supervisión por el estado rector del puerto".

En la versión actualizada del convenio SOLAS, contiene disposiciones por las que se establecen obligaciones de carácter general, así como los procedimientos de enmienda, otras disposiciones. El mismo está estructurado en 14 capítulos en un anexo.

A continuación, se realizará una descripción general del alcance de los capítulos del convenio:

Capítulos del convenio SOLAS.

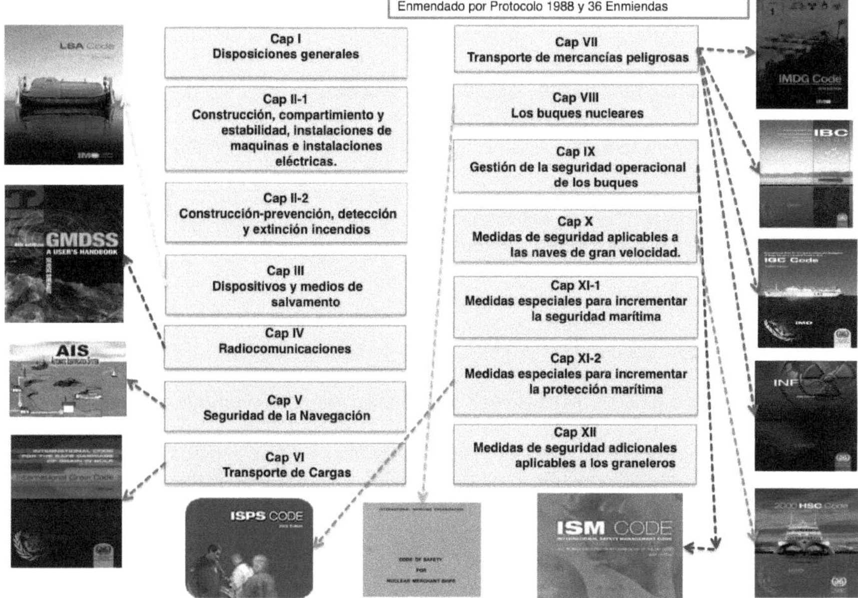

Figura 04. Esquema con los capítulos del protocolo de SOLAS de 1998 y las enmiendas aplicables. **Fuente:** https://marygerencia.com/2011/01/21/convenio-internacional/

Capítulo I. Disposiciones generales.

El capítulo comenta las reglas generales de reconocimiento de los diversos tipos de buques, la expedición de documentos que acreditan al buque como apto dado que cumple las prescripciones del convenio, así como aspectos sobre la supervisión de los buques en puertos de otros gobiernos contratantes.

Capítulo II-1. Construcción – Compartimentado y estabilidad, instalaciones de máquinas e instalaciones eléctricas.

La subdivisión de los buques de pasaje en compartimientos estancos ha de estar concebida de modo que posterior a un supuesto de avería en el casco del buque, el mismo permanezca en flotación, así como en posición de estabilidad. Incluya prescripciones relativas a la integridad de la estanquidad y a la disposición del circuito de achique para buques de pasaje, así como prescripciones de estabilidad para buques de pasaje y de carga.

Capítulo II-2. Prevención, detección y extinción de incendios.

Abarca los temas de seguridad contra incendios aplicables a todos los buques, estas contemplan medidas en relación con los buques de pasaje, los buques de carga y los buques tanque.

En estas disposiciones establecen principios tales como:

- La división del buque en zonas principales y verticales mediante mamparos límite estructurales aislados.

- Separación entre los espacios de alojamiento y el resto del buque mediante mamparos límite estructurales aislados.

- Uso restringido de materiales combustibles.

- Detección de cualquier incendio en la zona en que se origine.

- Contención y extinción de cualquier incendio en el espacio en que se origine.

- Protección de los medios de evacuación y de acceso a posiciones para combatir los incendios; pronta disponibilidad de dispositivos extintores de incendios.

- Reducción al mínimo del riesgo de inflamación de los gases de la carga.

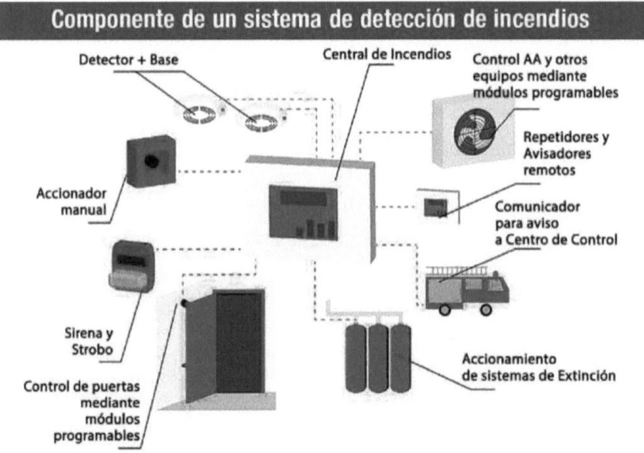

Figura 05. Ejemplo de imagen que representa los componentes de un sistema de detección de incendios.
Fuente:
https://revistainnovacion.com/nota/10467/nociones_basicas_de_un_sistema_de_deteccion_de_inc
endios/

Capítulo III. Dispositivos y medios de salvamento.

El capítulo estable disposiciones concernientes a dispositivos y medios de salvamento, que incluyen prescripciones relativas a los botes salvavidas, botes de rescate y chalecos salvavidas en función del tipo de buque.

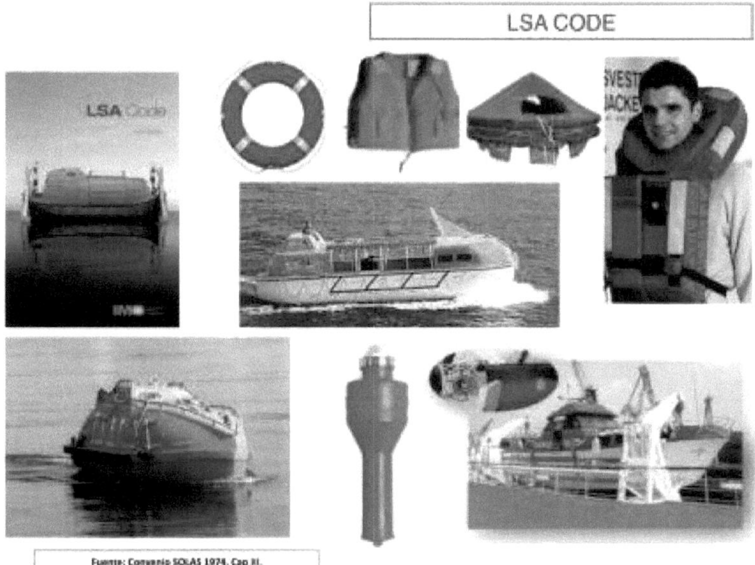

Figura 06. Ejemplos de dispositivos de seguridad que contempla el convenio SOLAS. Convenio SOLAS 1974, Capitulo III.
Fuente: https://marygerencia.com/2011/01/21/convenio-internacional/

Según el código internacional estos dispositivos (Código IDS) se establecen prescripciones técnicas específicas relativas a los dispositivos de salvamento, que en virtud de la regla 34 tienen carácter obligatorio, al establecerse que todos los dispositivos y medios de salvamento cumplirán las prescripciones aplicables del Código IDS.

Capítulo IV. Radiocomunicaciones.

El capítulo detalla el Sistema mundial de socorro y seguridad marítimos (SMSSM). Todos los buques de pasaje y de carga de tonelaje bruto igual o superior a 300 dedicados a viajes internacionales están obligados a llevar el equipo destinado a mejorar las posibilidades de salvamento tras un accidente. Dicha regulación establece la necesidad de radiobalizas de localización de siniestros por satélite (RLS), respondedores de búsqueda y salvamento (RESAR) usados para la ubicación de buques o de embarcaciones de supervivencia. Dicho capítulo se encuentra altamente vinculado con el Reglamento de Radiocomunicaciones de la Unión Internacional de Telecomunicaciones.

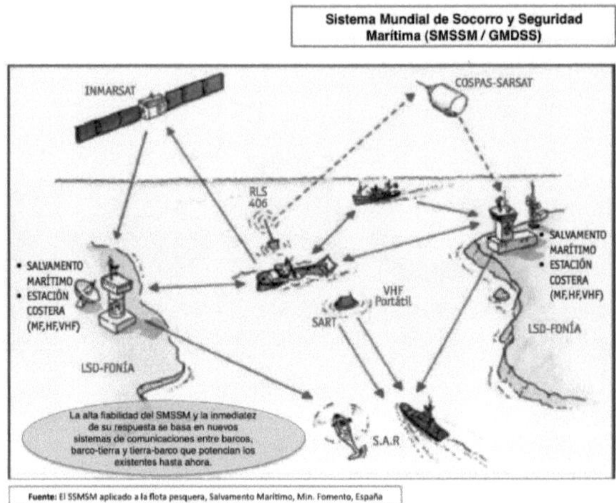

Figura 07. Esquema gráfico del Sistema Mundial de Socorro y Seguridad Marítima (SMSSM/GMDSS). El SSMSM aplicado a la flora pesquera, Salvamento marítimo, Min. Fomento, España.
Fuente: https://marygerencia.com/2011/01/21/convenio-internacional/

Capítulo V. Seguridad en la navegación.

En el capítulo V se establen servicios de seguridad de la navegación los cuales es necesario que provean los gobiernos contratantes. Dicho capítulo se establecen disposiciones de carácter operacional aplicables en general a todos los buques dedicados a toda clase de viajes.

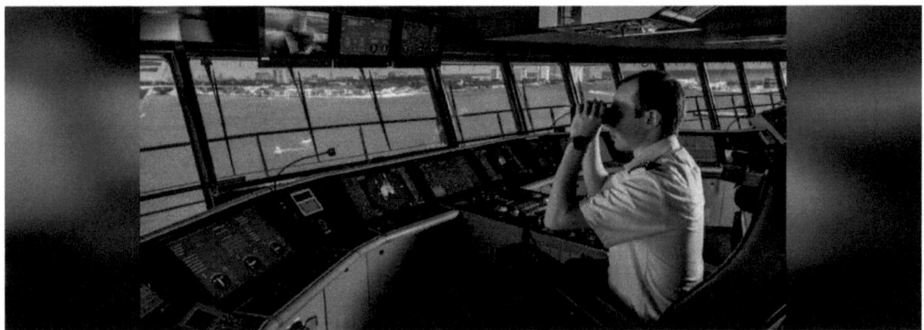

Figura 08. Ejemplo de puesto de mando para la gestión de la seguridad en la navegación.
Fuente: https://trends.nauticexpo.es/project-331247.html

Abarca temas tales como el mantenimiento de servicios meteorológicos para buques; el servicio de vigilancia de hielos; la organización del tráfico; y la provisión de servicios de búsqueda y salvamento. Se estipula también la obligación de los capitanes de prestar asistencia a quien se encuentre en peligro, y la obligación de los gobiernos contratantes de adoptar medidas que garanticen que desde el punto de vista de la seguridad todos los buques llevan dotación suficiente y competente.

Se regula con carácter obligatorio, el transporte de registradores de datos de la travesía (RDT) y a los sistemas de identificación automática (SIA) a bordo de buques.

Capítulo VI - Transporte de cargas.

En dicho capítulo se regula sobre los tipos de cargas (excepto líquidos y gases a granel) "que, debido a los riesgos particulares que entrañan para los buques y las personas a bordo, puedan requerir precauciones especiales".

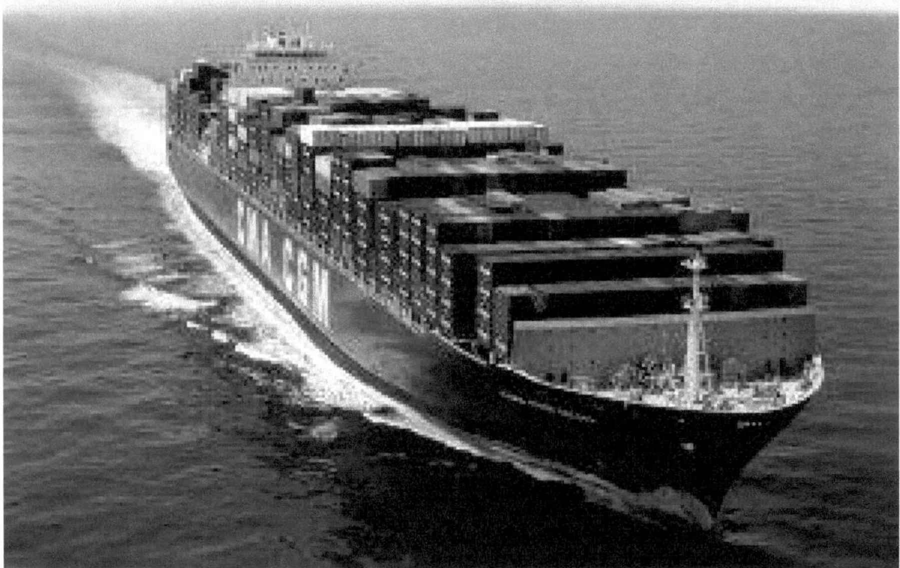

Figura 09. Ejemplo de buque mercante dedicado al transporte de mercancías de carga.
Fuente: https://grupoberistain.com/principales-buques-de-carga-en-el-transporte-maritimo/

En sus reglas se establecen prescripciones relativas a la estiba y sujeción de las cargas y de las unidades de carga, por citar un caso los contenedores.

Capítulo VII - Transporte de mercancías peligrosas.

En este capítulo, las reglas figuran en tres partes:

Parte A: - Transporte de mercancías peligrosas en bultos, los cuales contienen disposiciones sobre clasificación, embalaje, marcado, etiquetado y rotulación, documentos y estiba de las sustancias peligrosas.

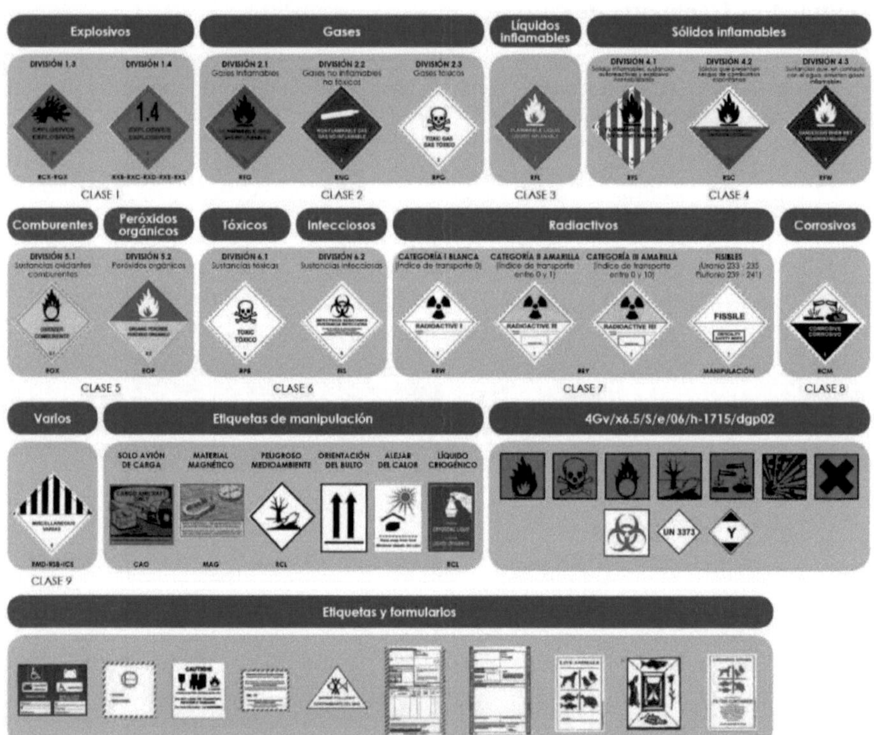

Figura 10. Etiquetas de riesgo, manipulación, marcas y formularios de mercancías peligrosas. **Fuente:** https://rellenardocumento.com/permiso-adr/

Parte A-1: Transporte de mercancías peligrosas sólidas a granel, para las cuales se establecen prescripciones sobre documentos, estiba y segregación en relación con estas mercancías y se dispone la obligación de notificar sucesos en que intervengan mercancías peligrosas.

Parte B: establece prescripciones sobre la construcción y equipo de buques que transporten productos químicos líquidos peligrosos a granel y se dispone que los buques tanque quimiqueros cumplirán lo dispuesto en el código internacional de quimiqueros (Código CIQ).

Parte C: establece prescripciones sobre la construcción y equipo de buques que transporten gases licuados a granel y se establece que los buques gaseros cumplirán lo establecido en el código internacional de gaseros (Código CIG).

Parte D: establece prescripciones especiales para el transporte de combustible nuclear irradiado, plutonio y desechos de alta actividad en bultos a bordo de los buques, y también se dispone que los buques que transportan tales productos cumplirán lo dispuesto en el Código internacional para la seguridad del transporte de combustible nuclear irradiado, plutonio y desechos de alta actividad en bultos a bordo de los buques (Código CNI).

El capítulo establece que el transporte de mercancías peligrosas se realizará de conformidad con las prescripciones pertinentes del código marítimo internacional de mercancías peligrosas (Código IMDG).

Capítulo VIII. Buques nucleares.

El capítulo VIII establece las prescripciones básicas aplicadas a buques de propulsión nuclear y se refiere, de modo especial, a los riesgos radiológicos.

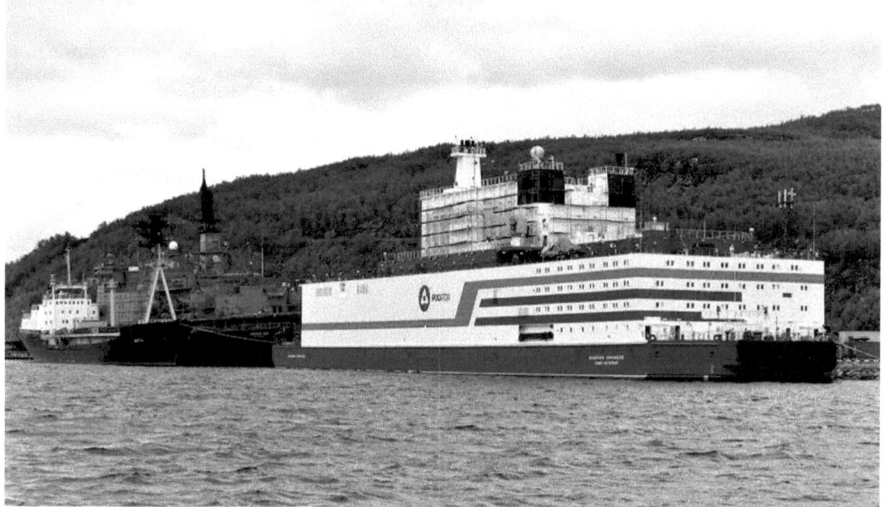

Figura 11. Ejemplo de buque que utiliza como fuente de alimentación la energía nuclear.
Fuente: https://hardwaresfera.com/noticias/internet/nuclear-tras-un-ano-la-central-nuclear-flotante-akademik-lomonosov-ha-llegado-a-la-ciudad-rusa-de-pevek/

Además, en sus prescripciones se remite al detallado y amplio código de seguridad para buques mercantes nucleares, que fue adoptado por la asamblea de la OMI en 1981.

Capítulo IX. Gestión de la seguridad operacional de los buques.

El capítulo IX establece un carácter obligatorio del Código Internacional de Gestión de la Seguridad (Código IGS), en el que se dispone que el propietario del buque o toda otra persona que haya asumido la responsabilidad del buque. Será necesario establecer un sistema de gestión de la seguridad.

Capítulo X. Medidas de seguridad aplicadas a las naves de gran velocidad.

 En este capítulo se confiere carácter obligatorio al Código internacional de seguridad para naves de gran velocidad (Código NGV).

Capítulo XI. Medidas especiales para incrementar la seguridad y protección marítima.

Capítulo XI-1. Medidas especiales para incrementar la seguridad marítima.

Se aclaran las prescripciones relativas a la autorización de las organizaciones reconocidas (responsables de llevar a cabo reconocimientos e inspecciones en representación de las Administraciones); los reconocimientos mejorados; el sistema de asignación de un número de la OMI a los buques para su identificación; y la supervisión por el Estado rector del puerto respecto de las prescripciones operacionales.

Capítulo XI-2. Medidas especiales para incrementar la protección marítima.

En la regla XI-2/3 de este capítulo se consagra la aplicación del Código internacional para la protección de los buques y de las instalaciones portuarias (Código PBIP). La Parte A de dicho Código es obligatoria y en la Parte B figuran orientaciones sobre la mejor manera de cumplir las prescripciones obligatorias.

Capítulo XII. Medidas de seguridad aplicables a los graneleros.

Se establece como prescripciones estructurales para los graneleros de eslora igual o superior a 150 m, regulaciones de seguridad en dicho capítulo.

Capítulo XIII. Verificación del cumplimiento.

Establece la obligatoriedad en el cumplimiento de las responsabilidades adquiridas bajo este convenio por todos los estados miembros.

El capítulo estable la introducción de sistemas de auditorías de verificación que servirá para dar cuenta de dicho cumplimento ante la OMI.

Capítulo XIV. Medidas de seguridad para los buques que operen en aguas polares.

Los buques que operan para aguas polares tienen una gama de diseño, construcción, equipamiento, operacional, formación, búsqueda y rescate y protección del medio ambiente, para los buques que operan en estas aguas las cuales rodean a los dos polos.

Además, dotan a los buques de los medios necesarios para preservar la vida humana en la mar bajo esas temperaturas y condiciones climatológicas extremas.

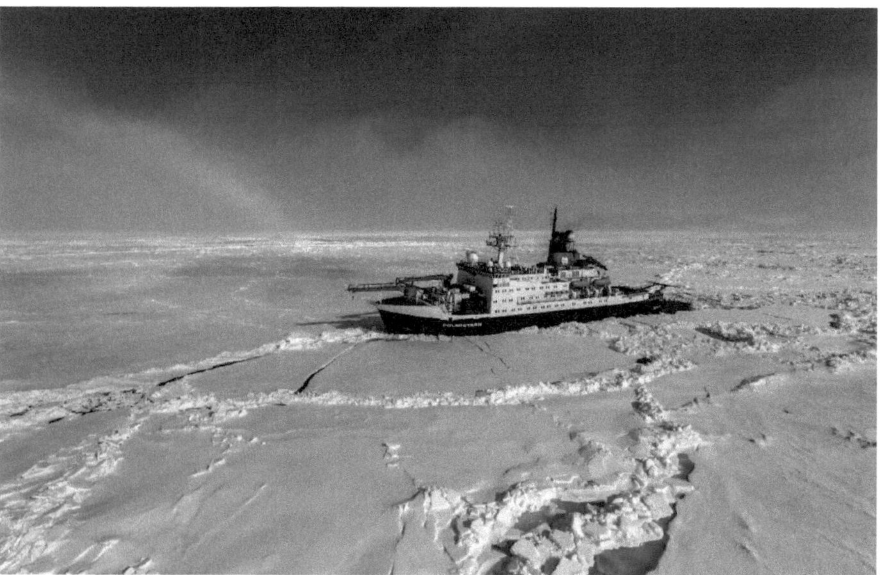

Figura 12. Ejemplo de buque que se utiliza para el transporte en rutas en regiones polares.
Fuente: https://www.agenciasinc.es/Noticias/El-yodo-es-el-segundo-principal-responsable-de-la-destruccion-de-ozono-en-el-Artico

Con relación a las enmiendas.

El convenio de 1974 ha sido enmendado en varias oportunidades con miras a mantenerlo actualizado. Las enmiendas adoptadas por el Comité de seguridad marítima (MSC) figuran en las resoluciones, dichas enmiendas cubren los temas relacionados con cargadores, transportistas, y puertos terminales. Para efectos de operación la agencia de Naciones Unidas que regula el envío, la Organización Marítima Internacional, ha recomendado en este sentido adoptar un enfoque práctico durante los primeros meses de aplicación de esta nueva normativa.

Referencias bibliográficas.

1. OMI (2002). SOLAS: Convenio internacional para la seguridad de la vida humana en el mar, 1974, y su correspondiente Protocolo de 1988: Enmiendas de 2000 en vigor en enero y julio de 2002. Revisado: 1 de Julio de 2022. Disponible en: https://labordoc.ilo.org/discovery/fulldisplay/alma993679053402676/41ILO_INST:4 1ILO_V2

2. OMI (2022). Preguntas frecuentes acerca del Convenio sobre el Trabajo Marítimo. Revisado: 1 de Julio de 2022. Disponible en: https://www.ilo.org/global/standards/maritime-labour-convention-old/faq/WCMS_CON_TXT_ILS_MAR_FAQ_ES/lang--es/index.htm

CAPÍTULO V. PRINCIPIOS DE FISIOLOGÍA, CRITERIOS, REQUERIMIENTOS EN LA VALORACIÓN DE LA APTITUD EN EL BUCEO Y ALGUNAS PATOLOGÍAS DE EMERGENCIAS EN EL ÁMBITO MARÍTIMO

Fisiología del buceo y física de los gases aplicadas al buceo.

Autor: William Gutiérrez Sandí
Email: wgutierrezs@hotmail.com

Fisiología del buceo.

Como lo indica el material del estudio, el medio acuático presenta unas condiciones ambientales muy distintas de las terrestres, por tal motivo el cuerpo humano debe de realizar variantes fisiológicas para adaptarse al medio acuático durante las inmersiones, dado que en el agua existen unas condiciones agresivas que pueden acabar con la vida.

Cambios en la visión.

La visión es uno de los sistemas que se afectan de manera primera, la luz al entrar en el agua va perdiendo intensidad por tres factores: reflexión, absorción y dispersión, ahora el fenómeno de refracción se produce al cambiar de un medio a otro de distinta densidad, es decir, la luz cambia de dirección al entrar en el agua. La luz transmitida sufre un fenómeno de dispersión en mayor o menor grado dependiendo del tipo de agua la turbidez de esta.

La extinción de la luz en el agua se debe a la absorción y la dispersión. A medida que la luz penetra en el agua va a ir disminuyendo por la absorción. La luz solar está formada por radiaciones de diferente longitud de onda que constituyen el espectro visible. El patrón de absorción es función de la longitud de onda del espectro solar.

Así, las radiaciones rojas y anaranjadas del espectro son más rápidamente absorbidas que las verdes, las azules y las violetas. En los primeros centímetros se pierden los extremos del rango visible, infrarrojo y ultravioleta, entre 5 y 10 metros desaparece el rojo, a los 30 metros el amarillo, a los 40 solo se aprecian los verdes y azules y por debajo se entra en una oscuridad progresiva.

Por lo tanto, es posible decir que con la profundidad se va presentando una serie de problemas asociados con la capacidad de visualización, así como el efecto de la hipermetropía. Es por ello por lo que a manera de resumen se tendrá una disminución progresiva de la luz, una desaparición progresiva de los colores, una falta de contraste, una necesidad de máscara acuática, dado que los objetos o cuerpos se miran 1/3 más grandes, más cerca, así como una reducción de ¼ del campo visual con la profundidad.

Cambios en la audición.

La conducción del sonido en medio acuático es más eficaz que en el aire (1.500m/s frente a 330m/s). Se transmite cuatro veces más rápido, pudiendo alcanzar grandes distancias. En consecuencia, alcanza ambos oídos simultáneamente, anulando el principal medio de la determinación de la dirección del sonido. Ahora bajo el agua, la audición se realiza por la conducción ósea y la localización de sonido depende de las diferencias en la amplitud detectada por la conducción ósea, por ello la transmisión es más rápida.

Cambios en la temperatura.

Es importante recordad que los cambios en la temperatura de los tejidos profundos del organismo, o temperatura central, permanece constante a excepción de estados febriles con un margen de ± 0,6 °C. Sin embargo, la temperatura corporal se regula por el equilibrio entre la producción y la pérdida de calor.

Recordemos que casi todo el calor producido en el organismo se genera en los órganos profundos, en particular, en el hígado, corazón, y cerebro, pero también en los músculos durante el ejercicio. El calor generado pasa de estos órganos y tejidos profundos hacia la piel, donde se pierde hacia el entorno. La piel, el tejido subcutáneo y, en particular, el tejido adiposo actúa de manera coordinada como aislante térmico del organismo.

Ahora bien, en el medio acuático, más frío que el aéreo y con una conductividad térmica 24 veces mayor que el aire y un calor específico 1.000 veces superior al del aire, aumenta mucho la conducción del calor corporal a través del agua, estas características provocan un enfriamiento mucho más rápido en el agua que en el aire. Por tal motivo y para protegerse de la hipotermia el buceador utiliza el traje de buceo.

Cambios en el sistema cardiovascular.

La actividad de buceo produce una modificación de los parámetros fisiológicos en el sistema cardiovascular como lo hemos estudiado. Al tener el organismo contacto con el agua, por ejemplo, el rostro, los receptores cutáneos frontales y periorbitarios induce un reflejo vagal, denominado reflejo de inmersión, que puede ocurrir incluso solo al nadar. Dicho reflejo llamado también "reflejo de buceo" por traducción del "diving réflex" está presente en todos los mamíferos acuáticos, y supone una reducción del consumo de oxígeno que permite que puedan realizar inmersiones prolongadas en apnea, condición que fisiológicamente de manera natural los humanos que estamos adaptamos al medio terrestre no podemos realizar.

Por otra parte, el efecto de la presión hidrostática y la disminución de la temperatura corporal producen una redistribución del flujo sanguíneo desde la parte caudal y abdominal del organismo a la circulación intratorácica con el consecuente aumento del retorno venoso y del volumen central intratorácico. Este aumento de la precarga y la postcarga ocasionan un aumento del trabajo cardiaco que estimula los receptores volumétricos de la pared de la aurícula derecha e inhibe la producción hormona antidiurética. Este lazo de retroalimentación hormonal sumado a la elevación del flujo sanguíneo renal conduce a un aumento de la permeabilidad al agua en las células de los túbulos renales distales y un incremento de la pérdida urinaria de agua que se traduce en la denominada diuresis de inmersión. Ante tal situación, y en respuesta del organismo ante la hipervolemia central, se origina un aumento de la tensión arterial que estimula los barorreceptores carotideos e inhibe el eje renina-angiotensina- aldosterona que, además de producir una disminución de la tensión arterial, reduce la absorción de sodio en el túbulo renal. El proceso descrito contribuye a la ya comentada diuresis de inmersión que se presenta en el buceo.

Cambios en el sistema respiratorio.

Los cambios en la ventilación pulmonar durante el buceo con escafandra vienen determinados por varios factores: suministro por el regulador de una mezcla respirable a una presión ligeramente superior a la del medio que vuelve casi pasiva la inspiración, un aumento del espacio muerto, un aumento de la densidad del gas respirable, así como un aumento de las resistencias externas a la exhalación del aire. La utilización del regulador incrementa la presión espiratoria necesaria al tener que vencer la resistencia del equipo. Ante dichos cambios se tienen modificaciones que produce una disminución de la capacidad vital y el volumen pulmonar total entre un 3% y 9% y una tendencia a la hipercapnia.

Leyes físicas aplicadas al buceo.

De las lecturas se tiene que son tres pilares de la física del buceo son la presión, el principio de Arquímedes y las leyes de los gases. El primero explica la variación de la presión con la profundidad, el segundo el fenómeno de flotabilidad y el último el comportamiento de los gases al variar la presión.

La presión se define como la fuerza que actúa perpendicularmente sobre una unidad de superficie y se expresa mediante la siguiente fórmula: $P = f/s$.

La presión atmosférica se define como la fuerza que ejerce el peso del aire atmosférico sobre la superficie terrestre. La presión atmosférica disminuye con la altitud ya que disminuye la cantidad de aire que está por encima y por tanto su peso.

La presión hidrostática es la presión que ejerce el peso de un fluido en reposo sobre las paredes del recipiente que lo contiene o sobre la superficie del objeto sumergido en él. Es acumulativa; según desciende el buceador tiene más agua por encima de él y por consiguiente tiene más peso de esta agua (presión) afectándole por toda su superficie corporal.

La ley de Stevin dice que la presión ejercida por un líquido depende del peso específico del líquido y de la altura que haya desde la superficie libre del líquido.

la presión a la que se encuentra un objeto sumergido o presión absoluta es la suma de la presión atmosférica a nivel del mar y la presión hidrostática determinada por la profundidad a la que se encuentra el objeto o presión relativa; Presión absoluta = presión atmosférica + presión relativa P = Pa + Pr.

Unidades de medida.

En el Sistema Internacional de unidades (SI), la unidad de presión es el pascal (Pa) y equivale a *Newton*, se tiene que un Pascal = Newton /m2

La primera unidad empleada para medir la presión atmosférica fue el "milímetro de mercurio" (mmHg) debido al experimento de Torricelli, según el cual al llenar de mercurio un tubo de 1 m de largo, (cerrado por uno de los extremos) e invertirlo sobre un cubeta llena de mercurio, la columna de mercurio baja varios centímetros, permaneciendo estática a unos 76 cm (760 mm) de altura porque la presión atmosférica ejercida sobre la superficie del mercurio (y transmitida a todo el líquido y en todas direcciones) sostiene la columna de mercurio. Desde entonces se ha adoptado una presión tipo que se llama atmósfera (ata) que es la que sostiene una columna de mercurio de 76 cm de mercurio.

La equivalencia 1 entre la atmósfera y la unidad de presión en el SI es: 1 ata = 101.325 Pa

Por lo tanto, para efectos académicos es importante recordar que en distintos campos de la ciencia se manejan unidades de presión diferentes. En medicina utilizamos los mm de Hg, en meteorología utilizan el Bar, en mecánica el Kg/cm2: $1\ ATA \cong 1\ Bar \cong 1\ kg/cm2 \cong 10\ m\ columna\ de\ agua$.

La atmósfera (ata) es la unidad de medida de la presión utilizada en el buceo.

Principio de Arquimides, la flotabilidad.

Una consecuencia de la presión hidrostática es que cuando introducimos un cuerpo en un líquido, éste ejerce una presión sobre todas las fuerzas de este. Ahora bien, como la presión aumenta con la profundidad, la presión en la parte inferior del cuerpo es mayor que la ejercida sobre la parte superior.

Esta fuerza conocida como empuje fue estudiada por Arquímedes quien enunció el principio que lleva su nombre, Principio de Arquímedes: "Todo cuerpo total o parcialmente sumergido dentro de un fluido, experimenta una fuerza ascendente llamada empuje igual al peso del fluido desalojado por el cuerpo".

Principales Leyes de gases aplicadas al buceo.

El comportamiento de todos los gases se ajusta a tres leyes, que relacionan el volumen de un gas con su temperatura y presión:

Ley de Boyle-Mariotte.

"A temperatura constante, el volumen de un gas varía inversamente proporcional con relación a la presión absoluta". Es decir, a temperatura constante, el volumen de un gas disminuye al aumentar la presión y aumenta al disminuir la presión.

Al descender en el agua un cuerpo afronta un incremento adicional de presión hidrostática de 1 ata cada 10 m. Los cuerpos sólidos o líquidos permanecen estables, pero el volumen de los gases según la Ley de Boyle va reduciéndose progresivamente por el efecto de la presión siguiendo una curva exponencial.

La ley de Charles.

"A una presión constante, el volumen de un gas es directamente proporcional al cambio de temperatura absoluta".

La Ley de Gay-Lussac o 2ª Ley de Charles.

"A volumen constante la presión del gas es directamente proporcional a la temperatura"

Ley de Dalton.

"La presión total ejercida por una mezcla de gases, es la suma de las presiones parciales de cada uno de los componentes de la mezcla".

Ley de Henry.

la ley de Henry, esencial en la fisiopatología relacionada con el buceo, que dice así: "A temperatura constante, la cantidad de gas que se disuelve en un líquido es función directa de la presión que ejerce sobre este". O lo que es lo mismo: "A temperatura constante y en estado de saturación, la cantidad de gas disuelta en un líquido es proporcional a la presión parcial del gas".

Teoría de la descomprensión.

La Ley de Henry la cantidad de gas que un líquido es capaz de incorporar en su disolución depende de tres factores: la presión que el gas ejerce sobre la interfaz líquido - gas; el tiempo que se respira el gas y la solubilidad del gas en ese líquido, que es constante si la temperatura no varía. Actualmente, depende del tipo de buceo, de los implementos, de la profundidad deben de realizarse paradas para evitar que el nitrógeno presente en los tejidos salga abruptamente y ocasiones patologías por descompresión. En 1908 el fisiólogo Jonh S. Haldane fue contratado por la British Royal Navy para estudiar y resolver el problema de la "enfermedad del buzo", generó las primeras tablas que ha servido de base para las que actualmente son como la pauta internacional, aunque hay una gran variedad de tablas de buceo disponibles. En España para militares, buzos científicos y comerciales y buceo recreativo se utilizan las tablas de buceo derivadas de las de la Marina de EE. UU.

Referencias bibliográficas.

1. Desola, J. Buceo con escafandra autónoma en la infancia. Consideraciones fisiológicas y criterios de aptitud. Apunts. Medicina de l'Esport. Enero 2006; 41(149), 34-38. España, Barcelona. 2006. Citado: 13 de octubre de 2022. Recuperado a partir de: https://www.apunts.org/es-buceo-con-escafandra-autonoma-infancia--articulo-X0213371706889759

2. Ministerio de transportes, movilidad y agenda urbana. BOE. 6745. Real Decreto 550/2020, de 2 de junio, por el que se determinan las condiciones de seguridad de las actividades de buceo. España, Ministerio de transportes, movilidad y agenda urbana. Año de publicación: 26 de junio de 2020. Citado: 12 de octubre de 2022. Recuperado a partir de: https://www.boe.es/eli/es/rd/2020/06/02/550

3. Universidad de Cádiz. Criterios de valoración de la aptitud para buceadores. España: UCA: Citado: 12 de octubre de 2022. Recuperado a partir de: https://av03-ext.uca.es/moodle/pluginfile.php/43418/mod_resource/content/1/10.2.%20Criterios%20de%20valoraci%C3%B3n%20de%20la%20aptitud%20para%20buceadores.pdf

Criterios y requerimientos en la valoración de la aptitud para buceadores profesionales.

Autor: William Gutiérrez Sandí
Email: wgutierrezs@hotmail.com

Generalidades.

El buceo, ya sea con carácter profesional o deportivo se desarrolla en un medio hostil, el medio subacuático, en donde el uso de la tecnología es parte de los requerimientos para su desarrollo, y en por ende las condiciones de salud de las personas que los practican son de suma importancia.

A nivel español indica la literatura dos grandes rectores: primero la Asociación Internacional de Contratistas de Buceo (ADCI), cuyo objetivo es promover el más alto nivel posible de seguridad en la práctica del buceo comercial y de las operaciones submarinas. Con dicho fin publicó en el 2016 un Consenso de normas internacionales para buceo comercial y operaciones submarinas, y entre sus partes se tiene un apartado el cual hace referencia a los requisitos médicos y de capacitación del personal de buceo.

El segundo actor importante lo constituye el Instituto Social de la Marina (ISM), quien es la organización gubernamental gestora de la seguridad social quien definió un Protocolo de buceo profesional en el año 2015, con la finalidad de ser aplicado en todos los buzos profesionales que estuvieran afiliados al Régimen Especial del Mar, de acuerdo a los requisitos publicados en el Real Decreto 550/2020, del 2 de junio del 2022, en donde se determinan las condiciones de seguridad de las actividades de buceo para los profesionales que deben ser validados y acreditados por las autoridades españolas. Anteriormente, la regulación en esta materia se encontraba dispersa en distintas normas, entre las que destacan el Decreto 2055/1969, de 25 de septiembre, por el que se regula el ejercicio de actividades subacuáticas, y la Orden de 14 de octubre de 1997 por la que se aprueban las normas de seguridad para el ejercicio de actividades subacuáticas.

Por lo tanto, el Decreto 550/2020, del 2 de junio del 2022 tuvo como propósito el de actualizar y unificar esa normativa hoy dispersa, sustituyéndola por una regulación adecuada de las normas de seguridad que se deben observar en la práctica de la actividad de buceo. Sin embargo, la cobertura de esta norma se ocupó solo de las cuestiones de seguridad marítima. El espíritu de la ley, en este caso del real decreto buscó regular con la menor extensión posible las cuestiones técnicas, para permitir que ante la evolución tecnológica se diera una independencia entre los elementos técnicos requeridos y regulados, así como la normativa legal, permitiendo que los buceadores, en atención a su actividad y medio concreto, puedan acogerse a los estándares de seguridad europeos e internacionales que consideren más adecuados.

Adicionalmente, la Dirección General de la Marina Mercante se reservó el ejercicio de las funciones que requieren la salvaguarda de la seguridad marítima y de la vida humana en la mar, para protección de las personas y demás actores involucrados.

Definiciones importantes para la práctica del buceo.

El Real Decreto 550/2020, del 2 de junio del 2022, define una serie de conceptos los cuales son copias de manera textual del mismo para que pueda tenerse un alcance de los elementos básicos involucrados en esta actividad. A los efectos de este real decreto, se entiende por:

1. Buceo: aquella actividad subacuática consistente en que una persona se mantenga bajo el agua sometida al medio hiperbárico ya sea con el auxilio de aparatos o medios que permitan el intercambio de una mezcla gaseosa respirable con el exterior, o bien de cualquier sistema que facilite la respiración, o ya sea sin el auxilio de dichos aparatos, medios o sistemas.

2. Buceador: persona que se somete a un medio hiperbárico para realizar la actividad de buceo.

3. Medio hiperbárico: aquel cuya presión ambiente es superior a la atmosférica.

4. Espacio confinado: cualquier espacio o ambiente en el cual solo hay un punto de entrada y de salida por el cual dos buceadores no podrían pasar a la vez. Este espacio confinado podrá ser, entre otros, una cueva o un pecio.

5. Dispositivo de localización de emergencia: aquel que permite la rápida localización de buceador durante la operación de buceo.

6. Presión parcial: es la presión que ejerce un gas sobre el total de la mezcla. En una mezcla de gases, la presión total será igual a la suma de presiones parciales de los gases que la componen.

7. Aire: mezcla respirable binaria de nitrógeno y oxígeno, cuando el nitrógeno está presente en un 78 por cierto, el oxígeno en un 21 por ciento y un 1 por ciento de gases residuales. A efectos de descompresión, se considerará que el aire contiene el 79 por ciento de nitrógeno y el 21 por ciento de oxígeno.

8. Nitrox: gas que contiene una mezcla específica de oxígeno y nitrógeno, capaz de mantener la vida humana con un buceo apropiado o en condiciones hiperbáricas. Comúnmente, se conoce al nitrox como una mezcla respirable binaria de nitrógeno y oxígeno cuando el oxígeno está presente en una proporción superior al 21 por ciento.

9. Trimix: gas que contiene una mezcla específica de oxígeno, helio y nitrógeno, capaz de mantener la vida humana con un buceo apropiado o en condiciones hiperbáricas.

10. Heliox: gas que contiene una mezcla específica de oxígeno y helio, capaz de mantener la vida humana con un buceo apropiado o en condiciones hiperbáricas.

11. Umbilical: sistema de elementos flexibles con flotabilidad adecuada, que permita el suministro de mezcla respirable y servicios necesarios al buceador, según el tipo de equipo empleado.

12. Cámara hiperbárica: recinto a presión destinado a ser ocupado por personas, provisto de medios para regular la diferencia de presión entre el interior y el exterior de la cámara. Este recinto se utilizará tanto para el tratamiento de patologías relacionadas con la exposición hiperbárica como para realizar o completar períodos de descompresión en superficie, formando parte en ambos casos de operaciones de buceo.

13. Herramienta manual: las definidas así en las Notas Técnicas de Prevención del Instituto Nacional de Seguridad y Salud en el Trabajo.

14. Plan de inmersión: documento que recoge toda la planificación y recursos tanto humanos como materiales empleados en una operación de buceo. Deberá contemplar los procedimientos de actuación en caso de accidente de buceo, así como la evacuación de los accidentados tanto a un centro médico de referencia como a una cámara hiperbárica para su tratamiento.

15. Sistema de buceo: cualquier aparato, ingenio, equipo o instalación que sea utilizado en una operación de buceo.

16. Buceo sin saturación: incursión en medio hiperbárico, cuya exposición no provoca la total saturación de los tejidos del buceador.

17. Buceo a saturación: incursión en medio hiperbárico, cuya exposición provoca la total saturación de los tejidos del buceador.

18. Dispositivo de balizamiento en superficie: boya de un color muy visible, que puede contribuir a su detección, que porte la bandera del Código Internacional de señales «Alfa».

19. Equipo científico: grupo de personas que realizan inmersiones en medio hiperbárico, para la realización de un estudio o proyecto científico concreto debidamente autorizado.

20. Personal auxiliar del equipo científico: todo buceador que no forma parte del equipo científico, pero que es necesario para el desarrollo de la actividad.

21. Tabla de descompresión: conjunto estructurado de programaciones de descompresión o límites, generalmente organizados en orden creciente de tiempo en el fondo y de profundidad.

22. Buceador de seguridad: buceador participante en las operaciones de buceo, que no es desplegado como buceador de trabajo, y cuya misión es proporcionar seguridad a las inmersiones. Permanecerá alistado en superficie y actuará siempre por indicación del jefe de equipo para apoyar a los buceadores en el fondo. El buceador de seguridad podrá emplearse como buceador de trabajo si se cumplen cada una de las siguientes condiciones:

    a. 1 º Inmersión sin paradas de descompresión a menos de 30 metros.

    b. 2 º Los buceadores harán inmersión juntos en la misma área de trabajo.

    c. 3 º El primer buceador, tras una inmersión de reconocimiento determina que la zona de trabajo es segura y está libre de peligros.

    d. 4 º Trabajos de mantenimiento de buques e infraestructuras.

23. Rebreather, recirculador o reciclador: equipo de buceo que recupera el contenido de oxígeno de la exhalación de un buceador para volver a introducirlo en el circuito de respiración.

24. Aguas contaminadas: aquellas que contienen cualquier sustancia química, biológica, radiológica o radiactiva, y que presentan un riesgo para el personal expuesto a ellas.

Modalidades de buceo.

El Real Decreto 550/2020, del 2 de junio del 2022, define una serie de conceptos los cuales son copias de manera textual del mismo para que pueda tenerse un alcance de los elementos básicos involucrados en esta actividad. Para efectos del presente trabajo de resumen se tiene que las modalidades de buceo definidas como aceptadas oficialmente en España y definidas en dicho decreto son:

1. Buceo recreativo: es aquella que puede tener por finalidad el deporte no competitivo, la diversión, el recreo, el pasatiempo o el ejercicio físico.

2. Buceo deportivo: es aquella cuya finalidad es el ejercicio de una actividad deportiva de ámbito competitivo o preparatoria de esta.

3. Buceo profesional: es aquella que se lleva a cabo para el ejercicio de una actividad de tipo económico o empresarial y que no podrá desarrollarse al amparo de las demás modalidades de buceo.

4. Buceo científico: es aquel que tiene como fin la realización de estudios o proyectos vinculados a una actividad de investigación científica y se lleve a cabo exclusivamente con ese carácter mediante un permiso de la Administración Pública competente para la investigación de que se trate.

5. Buceo para la extracción de recursos marinos vivos o buceo extractivo: es aquel que se lleva a cabo para la recolección o captura de recursos subacuáticos vivos, con fines comerciales en el marco de un plan de gestión otorgado por una Administración Pública.

6. Buceo militar: es aquel que realizan miembros de las Fuerzas Armadas, o personal bajo su dirección, para el cumplimiento de fines militares o las tareas que se les encomienden.

7. Buceo para fines de servicio público: el que se lleva a cabo por personal de la Administración Pública, salvo lo referido al buceo militar, para el cumplimiento de esos fines. En este tipo se incluye el realizado por las Fuerzas y Cuerpos de Seguridad del Estado y organismos dependientes de los Ministerios y de las Administraciones autonómicas y locales.

8. En cuanto a los tipos de buceo se tendrá: buceo autónomo, semiautónomo, el libre en apnea como los básicos.

El decreto regula las profundidades a las cuales pueden bucear las personas de acuerdo con su edad. Para esto determina la edad mínima para realizar las actividades de buceo señaladas en dicho decreto en 18 años, excepto para el buceo recreativo y deportivo que será de 8 años, pero estable máximos de profundidad por edad: indicando que entre los 8 a 9 años de edad el límite de profundidad será de 6 metros, entre los 10 a 11 años de edad el límite de profundidad será de 12 metros, entre los 12 a 15 años de edad el límite de profundidad 21 metros, y entre los 16 años a 18 años: límite de profundidad 40 metros.

Normas de seguridad para buceo profesional.

Los requerimientos con cámara hiperbárica.

En las actividades de buceo profesional, con relación a las profundidades y a los tiempos de descompresión de la operación, se debe garantizar el acceso a una cámara hiperbárica para los buzos que en un plazo máximo de seis horas cuando la actividad de buceo profesional haya tenido lugar a menos de 10 metros de profundidad y con un tiempo de descompresión inferior a 20 minutos, también en un plazo máximo de dos horas cuando la actividad de buceo profesional haya tenido lugar entre 10 y 50 metros de profundidad y con un tiempo de descompresión inferior a 20 minutos.

La cámara hiperbárica debe estar disponible en el mismo lugar donde se lleve a cabo el buceo profesional, más aún, cuando se realicen trabajos a más de 50 metros de profundidad o cuando se planifiquen inmersiones con un tiempo de descompresión de 20 o más minutos, para su uso la cámara hiperbárica deberá cumplir los estándares de seguridad exigidos para su comercialización por la normativa aplicable y la misma siempre deberá de ser operada por personal cualificado.

Criterios de aptitud y exclusión en los exámenes para buzos.

Para poder dar visto bueno a los diferentes buzos, ya sean que desarrollen actividades profesionales, científicas, recreativas, es necesario valorar sistemas tales como: circulatorio, cardiopulmonar, respiratorio, otorrinolaringología, endocrino, digestivo, ginecológico, urinario, locomotor, neurológico, tegumentario, visual. También, es necesario evaluar el plano psicológico y psiquiátrico del paciente, dada la sensación de aislamiento que tendrá en muchos momentos de su vida laboral o recreativa, al estar solo en medios hostiles.

Adicionalmente, es requerida la implementación de una serie de estudios, pruebas clínicas y de laboratorio para la estimación de necesidades del buzo. Entre los tipos de prueba se tendrá:

- o Índice de Masa Corporal (IMC).
- o Otoscopia simple y Valsalva.
- o Rinoscopia anterior.
- o Audiometría vía aérea.
- o Impedanciometría.
- o Agudeza visual.
- o Visión cromática.
- o Auscultación cardiopulmonar.
- o Espirometría.
- o Tensión arterial.
- o Test Ruffier o Step Harvard.
- o ECG reposo.
- o Ergometría.
- o Exploración osteomuscular.
- o Exploración neurológica.
- o Evaluación psicológica.
- o Analítica.
- o Detección de células falciformes.

- o Prueba tuberculina.
- o VIH.
- o Detección de drogas.
- o Test de embarazo.
- o Radiografía Senos frontales y maxilar.
- o Radiografía P-A y lateral tórax.
- o Radiografía Cintura Escapular y pelviana.
- o Radiografía Rodillas.

Contraindicaciones para la práctica buceo.

Medicación incompatible con el buceo según ADCI.

Según la Asociación Internacional de Contratistas de Buceo (ADCI), existen algunos fármacos los cuales en caso de ser consumidos por los pacientes corresponden a una contraindicación para su práctica. Entre estos se encuentran:

- o Anfetaminas, drogas de diseño, Marihuana, Cocaína.
- o Opioides naturales y sintéticos.
- o Inhibidores de la fosfodiesterasa.
- o Inmunosupresores.
- o Todos los antidepresivos excepto dosis bajas de sertralina.
- o Antipsicóticos.
- o Relajantes musculares.
- o Todas las formas de insulina.
- o Hipoglucemiantes orales.
- o Anticoagulantes e inhibidores de la agregación plaquetaria.
- o Benzodiacepinas, barbitúricos, ansiolíticos e hipnóticos.
- o Parches de nicotina, Varenicilina y bupropion.
- o Betabloqueantes.

Cuando los pacientes han sufrido un accidente por buceo, el periodo de recuperación puede ir desde un simple dolor que resuelve en 24 horas, hasta la ruptura de la ventana redonda que puede durar hasta 6 meses en sanar. Cada lesión y cada paciente requerirán una evaluación en particular.

Referencias bibliográficas.

1. Colodro, J. Evaluación de aptitud psicológica para el buceo. Publicado: 15 de mayo de 2020. Citado: 13 de octubre de 2022. Recuperado a partir de: https://www.pstys.cop.es/pdf/Evaluacion-aptitud-psicologica-Buceo.pdf

2. Desola, J. Buceo con escafandra autónoma en la infancia. Consideraciones fisiológicas y criterios de aptitud. Apunts. Medicina de l'Esport. Enero 2006; 41(149), 34-38. España, Barcelona. 2006. Citado: 13 de octubre de 2022. Recuperado a partir de: https://www.apunts.org/es-buceo-con-escafandra-autonoma-infancia--articulo-X0213371706889759

3. Ministerio de transportes, movilidad y agenda urbana. BOE. 6745. Real Decreto 550/2020, de 2 de junio, por el que se determinan las condiciones de seguridad de las actividades de buceo. España, Ministerio de transportes, movilidad y agenda urbana. Año de publicación: 26 de junio de 2020. Citado: 12 de octubre de 2022. Recuperado a partir de: https://www.boe.es/eli/es/rd/2020/06/02/550

4. Romero, J. Causas de no aptitud en aspirantes a buzos y nadadores de la Región Oriental. EFDeportes.com, Revista Digital. Buenos Aires, Año 19, Nº 191, abril de 2014. Citado: 13 de octubre de 2022. Recuperado a partir de: https://efdeportes.com/efd191/causas-de-no-aptitud-en-aspirantes-a-buzos.htm

5. Tte. Cor. Juan F. González Rodríguez, Lic. Nancy Molina Gálvez, Téc. Deisy Barthelemy Artze y Lic. María Elena Bolívar Murillo. Evaluación morfológica y recomendación de normas para el buzo cubano. Cuba: Instituto Superior de Medicina Militar "Dr. Luis Díaz Soto". Centro de Medicina de Aviación y Subacuática. Rev Cub Med Mil v.26 n.2 Ciudad de la Habana. Año de publicación: jul.-dic. 1997, Citado: 12 de octubre de 2022. Recuperado a partir de: http://scielo.sld.cu/scielo.php?script=sci_arttext&pid=S0138-65571997000200003

6. Universidad de Cádiz. Criterios de valoración de la aptitud para buceadores. España: UCA: Citado: 12 de octubre de 2022. Recuperado a partir de: https://av03-ext.uca.es/moodle/pluginfile.php/43418/mod_resource/content/1/10.2.%20Criterios%2 0de%20valoraci%C3%B3n%20de%20la%20aptitud%20para%20buceadores.pdf

Accidentes marítimos y patologías generadas por las medusas.

Autora: Hannah Diermissen Rodríguez
Email: hannahdiermissen@gmail.com

Generalidades sobre las medusas.

En el texto animales marinos venenosos de los autores: Josep Mª Gili, Dacha Atienza, Verónica Fuentes, Santiago Nogué Xarau, quiero desarrollar el tema sobre las medusas, las cuales como lo indica la lectura están presentes en la zona del mediterráneo y del caribe. Sin embargo, en la zona del pacífico también es posible encontrarlas en la zona del pacífico en Costa Rica.

Las medusas son organismos marinos las habitan en aguas abiertas cerca de las costas del pacífico, mar caribe en Costa Rica, así como en la zona del mediterráneo. Por ejemplo, cerca de las costas españolas en donde como indica la lectura es posible encontrar cinco especies de medusa, entre las más comunes son la Pelagia noctiluca, la Chrysaora hysoscella, la Rhizostoma pulmo, la Carybdea marsupiales y Cotylorhiza tuberculata.

Dentro de las características morfológicas principales de las medusas está el hecho que poseen unas células urticantes las cuales tiene un diámetro de 2 a 50 µm, las cuales se le denominan nematocistos, y que alcanzan su máxima concentración en los tentáculos donde pueden llegar a 105-106 células/cm2. Ahora bien, los accidentes se producen con mayor frecuencia al contactar con ellas generalmente cerca de la costa cuando los bañistas se encuentran en la zona de mar y el contacto con ellas puede generar reacciones de alergia.

Manifestaciones clínicas.

El contacto con los tentáculos de las medusas causa lesiones tanto a nivel cutáneo como sistémico. Las reacciones pueden ser de tipo local, con distribución en forma lineal, multilineales o serpiginosas, con erupciones cutáneas persistentes durante días, semanas o meses, en forma de eritema, edema, petequias, reacciones urticariformes (incluso urticaria papular), vesículas y purito local con dolor intenso.

Indica la literatura que la sensación de quemadura como la ocasionada por un cigarro es la primera sensación en el momento al momento de la picada, posteriormente aparecerán las erupciones pueden ser de apariciones cíclicas durante varias semanas posteriores; lo anterior sumado a síntomas como calambres, náuseas o vómitos y dolor agudo en las zonas de irritación.

El veneno al inicio genera unas reacciones más tóxicas que alérgicas, ya que el dolor ocurre inmediatamente después de la incidencia. Cuando el veneno ingresa al torrente sanguíneo inicia la aparición de los síntomas sistémicos, posteriormente se tendrá la aparición de reacciones tardías las cuales serán mayoritariamente de tipo inmunológico, reacciones que podría llegar a desencadenar reacciones anafilácticas graves.

Tratamiento.

Cuando un bañista ha sido víctima de una picadura producida por una medusa, es necesario realizar las siguientes acciones terapéuticas según Gili, Atienza, Fuentes, Nogué:

i. Primero salir del agua y procurar apartar de la piel los restos visibles de tentáculos, a ser posible con guantes o pinzas.

ii. Segundo no rascar ni frotar la zona en la que se nota el resquemor o el dolor intenso.

iii. Tercero lavarse con agua dulce en la zona afectada.

iv. Cuarto no secarse la piel con toallas ni utilizar la arena, pues podrían maximizar la erosión de la piel y la reacción alérgica.

v. Aplicar una disolución de ácido acético (vinagre comercial) para evitar que se disparen los nematocistos que aún no lo hayan hecho y con ello reducir la virulencia de la picadura.

vi. Aplicar lo antes posible compresas frías durante 5 a 15 minutos; no obstante, evite el contacto directo de la piel con el agua. El frío favorece la desnaturalización de la toxina y evita que pase al torrente sanguíneo.

vii. Asista a un centro de salud para su valoración por personal médico que valore el uso de esteroides y antihistamínicos para el tratamiento de la lesión.

viii. En caso de dolores musculares se puede utilizar relajantes musculares y calmantes, y el uso de antibiótico terapia está indicado solo en el caso de que identifica una infección secundaria.

Otra revisión realizada por Vega, et al (2004) en su artículo Picaduras de medusas: actualización, disponible en la web aborda el tema y como la parte de Suramérica en Chile pueden desarrollar sintomatología y el manejo de esta.

Referencias bibliográficas.

1. Gili, et. Al. (2022) ANIMALES MARINOS VENENOSOS. Especies, ubicación, manifestaciones en caso de contacto, picadura o mordedura, tratamiento y prevención. Area Científica de Menarini. Revisado: 10 de octubre de 2022. Disponible en: https://av03-ext.uca.es/moodle/mod/resource/view.php?id=29546

2. Vega, et al (2004). Picaduras de medusas: actualización. Revisado: 10 de octubre de 2022. Disponible en: https://www.scielo.cl/pdf/rmc/v132n2/art14.pdf

CAPÍTULO VI. PATOLOGÍAS, PRINCIPIOS DE MANEJO DE ACCIDENTES, SOCORRISMO Y PRIMEROS AUXILIOS EN MEDIOS ACUÁTICOS

Accidentes por turismo y deportes acuáticos.

Autora: Hannah Diermissen Rodríguez
Email: hannahdiermissen@gmail.com

Las actividades acuáticas constituyen por sí mismas un riesgo dado que se está fuera de un medio tradicional para los seres humanos. Cuando se analiza el comportamiento de los pacientes y la tasa de relación de accidentes, con la práctica de actividades deportivas, principalmente en las edades de niñez y adolescencia, se encuentra que existen altos niveles de trauma y lesiones por accidentes en medios acuáticos a nivel mundial y de la unión europea para efectos de esta revisión académica.

Indica la lectura que la muerte por ahogamiento es la segunda causa de mortalidad por lesiones en menores de 18 años. Los lugares de ocio en el agua han demostrado ser también el entorno más frecuente para una gran variedad de otro tipo de lesiones en los pacientes que se encuentran de vacaciones en las playas europeas, en su mayor parte en la región del mediterráneo.

Un elemento importante que identificó el estudio fue que en su mayoría las lesiones pudieron ser evitadas, si se hubiese establecido expectativas claras y recomendaciones de seguridad específicas para la actividad recreativa desarrollada por los turistas que finalmente terminaron convirtiéndose en pacientes por los servicios prestados, por ende la aplicación de medidas de prevención adecuadas pueden ayudar reducir las lesiones en niños y adultos y ese es el primer gran aporte de la lectura al conocimiento y manejo de las patologías por deportes o actividades acuáticas.

Según la World Health Organization (WHO, 2002) la muerte por ahogamiento es la segunda causa de mortalidad por lesiones en niños en Europa, lo anterior en menores de 18 años, eso representa el 25% de las lesiones o accidentes de personas que asisten algún país de la Unión Europea para divertirse.

Un elemento identificado por McInnes en 2002 y Hargarten en 1991 es que los locales tienen una ventaja sobre los turistas a la hora de vacacionar y al momento de evitar lesiones en las áreas de recreo, y ¿Por qué motivo? Pues lo turistas, suelen realizar más deportes y actividades inusuales en comparación con los locales, y además de no estar familiarizados con el entorno naturales y estructural de su zona de recreo (playa, río, lago, estero, etc.).

Lo anterior es demostrable a través del reporte realizado por Tapadinhas en el año 2006 el cual indica que en el caso de los niños que sufrieron accidentes por deportes acuáticos, en el periodo de vacaciones en zonas costeras el 72% que realizaron inmersiones en piscinas y no eran locales tuvieron algún problema, lo anterior vuelve a evidenciar que efectivamente los locales tienen ventajas sobre los extranjeros al momento de practicar deportes acuáticos en zonas que no son las de su conocimiento habitual.

Sin embargo, es importante también analizar el caso del uso de dispositivos motorizados de entrenamiento para poder correlacionar la cantidad de accidentes y las lesiones que sufridos por los turistas en las zonas de vacaciones con relación a los locales, en el informe (Norman, 2008) indica que los usuarios de motos acuáticas se lesionan con una frecuencia 8,5 veces mayor que los que utilizan otras embarcaciones a motor, dicha situación puede ser atribuida a la inexpertis en el manejo de dichos dispositivos como lo indica, esto se relación con el hecho que la mayoría de las víctimas de colisiones tenían menos de 20 horas de experiencia de conducción de motos acuáticas como lo indicó White (1999) en el año 1999. Por lo tanto, dentro de los dispositivos motorizados para efectos recreativos se tiene que las motocicletas acuáticas son las embarcaciones de entretenimiento acuático que generan la mayor cantidad traumatismos cerrados y ahogamiento como causa de muerte en la Unión Europea de acuerdo con Branche (1997).

Es importa que los lectores tengan presente que los deportes acuáticos motorizados conllevan un doble riesgo (el ambiente acuático percé sumado al riesgo de la velocidad de la maquinaria), según Lunetta (Lunetta, 1998) en Finlandia se tienen las tasas de ahogamiento más altas de la Unión Europea, con tasas entre el 30 – 40% de todos estos siniestros son consecuencia de accidentes de tráfico acuáticos.

Sin embargo, todas las situaciones descritas anteriormente pueden tener un escenario preventivo y solucionar muchas esas condiciones de muerte con algo tan simple como acatar las medidas de seguridad que se le solicitan a los clientes, turistas, bañistas y finalmente pacientes. Se estima que el 85% de las muertes relacionadas con la navegación de recreo se pudieron prevenir con solamente un adecuado uso de los chalecos salvavidas a nivel individual y entrenamiento de los conductores de embarcaciones en temas de seguridad abordo, primeros auxilios náuticos, como lo indicó Treser en su reporte (Treser, 1997).

Referencias bibliográficas.

1.   Branche CM, Conn JM, Annest JL. Personal watercraft related injuries. A growing health concern. JAMA. 1997; 278: 663—5.

2.   Hargarten SW, Baker TD, Guptill K. Overseas fatalities of United States citizen travelers: an analysis of deaths related to international travel. Ann of Emergency Medicine. 1991; 20: 622-626.

3.   Lunetta P, Penttila A, Sama S. Water traffic accidents, drowning and alcohol in Finland, 1969-1995. Int J Epidemiol. 1998 Dec;27(6):1038-43.

4.   McInnes R, Williamson, LM, Morrison A. Unintentional injury during foreign travel: a review. Journal of travel medicine. 2002; 6: 297- 307.

5.   Norman N., Vincenten J. Protrecting children and youths in water recreation: Safety guidelines for services providers. Amsterdam: European Child Safety Alliance, Eurosafe; 2008.

6.   Tapadinhas, F. et al. Children submersion accidents in the East of Algarve. Child Health Magazine. 2002; 28(1):19 — 29.

7.   Treser C, Trusty M, Yang P. Personal flotation device usage: do educational efforts have an impact? Journal of Public Health Policy. 1997; 18(3): 346-56

8.   White MW; Cheatham ML. The underestimated impact of personal watercraft injuries. American Surgeon. 1999; 65(9): 865 — 9.

9.   World Health Organization. The Injury Chartbook: A graphical overview of the global burden of injuries. Geneva; 2002.

Patologías en deportes acuáticos de VELA.

Autor: William Gutiérrez Sandí
Email: wgutierrezs@hotmail.com

Las actividades acuáticas constituyen deportes muy atractivos para la población, y el hecho de encontrarnos practicando deporte en medios acuáticos algunos implican costos bajos, sin gran complicación, pero otros requieren de habilidades especiales y pueden implicar mayores costos como los deportes de VELA.

Como lo indica Shephard (1990) los deportes de vela se constituyen actualmente como deportes de alta complejidad. Actualmente existen cientos de embarcaciones distintas, cada una con unas características propias, así como con demandas físicas y técnicas muy diferentes lo que puede llevar a que las personas terminen presentando de varios tipos, pero principalmente de origen musculo esqueléticas.

Dentro de las lesiones usuales en la práctica de la vela, es posible encontrar de manera más frecuente lesiones agudas, como en cualquier deporte: heridas, abrasiones, contusiones contra el propio material (botavara, mástil…), quemaduras, esguinces, roturas musculares y ligamentosas, fracturas, etc. No obstante, la práctica regular de estos deportes a nivel competitivo genera la aparición de otra serie de patologías, pero de tipo crónico.

Lo anterior por una sobre carga de trabajo mecánico en ciertas articulaciones y grupos musculares, las cuales tendrán que ver con los tipos de embarcación y los ángulos de ataque y posicionamiento del deportista al momento de realizar los gestos deportivos.

Cada tipo de embarcación y cada posición en el barco implica unos patrones específicos de mecanismo lesional, relacionados con diversos factores como lo indicó Ullis (1984):

i. Debe valorarse la posición adoptada durante la navegación.

ii. Correlacionarse las fuerzas que actúan sobre las diferentes aparatos y sistemas del cuerpo.

iii. Estimar las diferentes demandas fisiológicas o energéticas de cada tipo de embarcación.

iv. La estructura de los dispositivos para la navegación (VELAS, Tablas, etc.), que difieren enormemente desde la vela ligera individual (tablas a vela, láser, finn…), etc.

v. Las condiciones del viento juegan un papel predominante en las demandas físicas y técnicas de la vela, son así mismo las más implicadas en la aparición de lesiones.

Según indican Schaefer (2000) y Allen (1999), los vientos de a partir de 17-20 nudos se producen la mayoría de las lesiones.

Es posible realizar una clasificación rápida de lesiones según su mecanismo de trauma, y las cuales que implican daños a la salud del deportista. Las lesiones traumatológicas es posible clasificarlas en:

i. Las patologías agudas por mecanismo directo como por ejemplo las heridas inciso-contusas, contusiones, roturas musculares y fracturas óseas. También se tienen lesiones agudas por mecanismo indirecto como las lesiones ligamentosas (rodilla, tobillo), lesiones musculares (contracturas, distensiones, roturas fibrilares, etc.).

ii. Las crónicas en donde es posible identificar las lesiones musculares por sobrecargas con roturas, las lumbalgias, las lesiones tendinosas en las cuales es posible identificar las que corresponden al manguito de los rotadores, epitróclea / epicóndilo, Bíceps femoral.

iii. Las lesiones nerviosas en donde se tienen lesiones que corresponden al síndrome de compresión del nervio mediano o síndrome del túnel carpiano, la compresión de la rama posterior del nervio. Radial (arcada de Froehse).

iv. Es posible encontrar lesiones que corresponde a síndromes compartimentales en regiones como los antebrazos (compartimentos flexor y extensor) o en la región del músculo tibial anterior.

Por otro lado, se encuentras las lesiones no traumatológicas que de igual manera pueden presentar patologías agudas o crónicas en los pacientes (el deportista) por la exposición al medio y a las condiciones propias del deporte que practica. Entre este tipo de lesiones se puede encontrar:

i. Lesiones otorrinolaringológicas como lo son la rotura del tímpano y las otitis externas.

ii. Las lesiones cutáneas entre las que se encuentran las quemaduras solares, las ampollas en palma de manos y pies.

iii. Las lesiones oculares como la conjuntivitis actínica, las lesiones de quemadura de retina, y el proceso normal de reducción de la capacidad visual con la edad.

Finalmente, un aspecto importante a considerar no solo en los deportes acuáticos que involucran a la VELA, sino en general a cualquier actividad deportiva acuática o actividad de rescate acuática es lo concerniente con las denominadas reglas fundamentales en cualquier modalidad de salvamento náutico (Scholne, 1994) que englobaría tanto el salvamento acuático como al salvamento marítimo y son apenas tres principios básicos:

Primero: la precaución: Si no sabes no actúes.
Segundo: la educación: Nunca se deja de aprender.
Tercero: la prevención: No dejes para mañana lo que puedas hacer hoy.

Esto sumado a componentes básicos como la preparación del material, la preparación del navegante y la evaluación de las condiciones de navegación hacen que el desarrollo de la actividad sea más segura para todos los participantes, y principalmente para usted como individuo o parte de una tripulación.

Referencias bibliográficas.

1. Allen JB. Sports medicine and sailing. *Phys Med Rehabil Clin N Am* 1999; 10:49–65.

2. Schaefer O. Injuries in dinghy-sailing – An Analysis of accidents among beginners. Sportverletz Sportschaden 2000 Mar; 14(1): 25-30

3. Scholne C. Injuries in sailing: risks and accidental injuries in sailing surveyed. NewsFlow 1994; 1:6–8.

4. Shephard RJ. The biology and medicine of sailing. *Sports Med* 1990; **9**:86–99

5. Ullis K.C., Anno K.: Injuries of competitive boardsailor. Physician Sports Med 12: 86-93, 1984.

Primeros auxilios en manejo de heridas y sangrado.

Autor: William Gutiérrez Sandí
Email: wgutierrezs@hotmail.com

Control de heridas en actividades acuáticas.

Las heridas que se pueden presentar en tierra o en alta mar. Sin embargo, el manejo de estas en un medio acuático es más complejo que un medio terrestre, sumado al hecho que las embarcaciones no siempre tienen a personas expertas en atención médico o prehospitalaria adecuada (Moya, 2019).

¿Qué es una herida?

Es la perdida de la continuidad de la piel originada por un trauma u objeto extraño que ingresa al cuerpo. Es posible encontrar varios tipos de heridas como lo indica llerna (2022):

- **Excoriación:** roce brusco de la piel con una superficie áspera.
- **Cortantes**: corte recto en la superficie de la piel o más profundo causado por objetos filosos, bordes regulares.
- **Contusas**: causado por objetos rombos o majonazos bordes irregulares, ásperos y/o desgarrados,
- **Avulsiones:** desgarro, laceración total o parcial del tejido causado por objetos filosos como latas, láminas de zinc, etc.
- **Punzantes:** agujero pequeño de entrada en el tejido con un hilito de sangre, ocasionado por objetos como picahielos, destornillador, etc.
- **Perforantes:** Orificio de entrada con o sin salida causado por un arma de fuego.
- **Objetos Incrustados:** Existe la posibilidad que en alguna ocasión tenga que atender a una persona que tenga incrustado un cuerpo extraño en el cuerpo.

¿Cómo debería de ser un proceso de atención de heridas en un accidente que involucre sangrado y en un medio acuático/marítimo?

Para la atención de este tipo de incidentes hay una serie de acciones que se debería de tener en consideración como lo menciona la clínica Mayo (2020):

- No remueva el objeto incrustado.
- Descubra la herida y determine la gravedad de la herida.
- Active el sistema de emergencias 9-1-1 si es necesario.
- Trátela de acuerdo con su clasificación.

- Controle sangrados.

- Inmovilícelo el objeto en el lugar.

- Mantenga a la persona afectada en reposo.

- Prevenga contaminación coloque apósitos sobre la herida, para ello No utilice algodón.

- Aplique un vendaje con gasa, pañuelo triangular.

Control de sangrados.

Aplicación de torniquete.

Un torniquete es un dispositivo cuya función es la estrangulación de un miembro herido para detener una hemorragia severa, se utiliza torniquete en casos en que no de resultado la aplicación de presión sobre la herida o en el punto de presión apropiado y la elevación del miembro herido. Es posible que la presión no detenga la hemorragia de una arteria principal del muslo, la parte inferior de la pierna o la hemorragia de varias arterias simultáneamente como resultado de una amputación traumática. Una vez aplicado el torniquete es preciso que el herido sea controlado permanentemente (Doyle, 2008).

Si no se dispone de un torniquete especial, es posible improvisar usando material suave, fuerte y flexible, como la gasa, vendaje, artículos de ropa o pañuelos, con la finalidad de no producir daño a la piel, asegúrese que el torniquete tenga un ancho mínimo de una pulgada de apretarse.

La colocación del torniquete.

Coloque el torniquete alrededor del miembro herido por encima de la herida a una distancia de al menos quince centímetros no lo coloque nunca directamente sobre la herida o la fractura.

Para la amputación completa o parcial de un miembro, coloque el torniquete apenas arriba de la herida o amputación. El torniquete debe ser aplicado un poco más arriba del codo y más arriba de la rodilla cuando la hemorragia es en la pierna y/o antebrazo.

Apretar el torniquete.

Apriete lo suficiente para detener la hemorragia o el flujo de sangre, antes de colocar el torniquete hay pulso en la mano o en el pie herido, la falta de pulso al aplicar el torniquete es indicación de que está suficientemente apretado, la reducción del flujo de sangre proveniente de la herida, debe ser con criterio, después de apretar correctamente un torniquete la hemorragia arterial se detiene, sin embargo, la hemorragia de sangre continúa hasta que las venas queden desprovistas de sangre como lo indica González (2009).

Una vez colocado el torniquete revíselo frecuentemente al igual que a las vendas, para asegurarse que no esté suelto y haya hemorragia adicional, y se produzca una hemorragia aguda.

Referencias bibliográficas.

1. Doyle GS, Taillac PP. Los torniquetes: una revisión de sus indicaciones actuales con propuestas para la ampliación de su uso en el contexto prehospitalario. Prehosp emerg care [Internet]. 2008 [cited 2022 Aug 26];1(4):363–82. Available from: https://www.elsevier.es/es-revista-prehospital-emergency-care-edicion-espanola--44-articulo-los-torniquetes-una-revision-sus-13130845

2. González Alonso V, Cuadra Madrid ME, Usero Pérez MC, Colmenar Jarillo G, Sánchez Gil MA. Control de la hemorragia externa en combate. Prehosp emerg care [Internet]. 2009 [cited 2022 Aug 26];2(4):293–304. Available from: https://www.elsevier.es/es-revista-prehospital-emergency-care-edicion-espanola--44-articulo-control-hemorragia-externa-combate-X1888402409460652

3. Las heridas: ¿Qué tipos hay y cómo debes tratarlas? [Internet]. Blog de ILERNA Online. 2019 [cited 2022 Aug 26]. Available from: https://www.ilerna.es/blog/aprende-con-ilerna-online/sanidad/heridas-tipos-curas/

4. Mora Jaime. Primeros Auxilios Básicos. San José, C R: INA, 2019; 03: 35-37.

5. Sangrado intenso: primeros auxilios [Internet]. Mayo Clinic. 2020 [cited 2022 Aug 26]. Available from: https://www.mayoclinic.org/es-es/first-aid/first-aid-severe-bleeding/basics/art-20056661

Fundamentos de socorrismo acuático.

Autor: William Gutiérrez Sandí
Email: wgutierrezs@hotmail.com

Las actividades acuáticas constituyen percé para la generación de diferentes tipos de lesiones. Los traumatismos son de las lesiones más comunes entre las personas que practican actividades músculo esqueléticas como lo indica Allen (1999). En este apartado se revisará primeramente de manera muy general la clasificación de las lesiones y/o fracturas propuestas más comunes presentadas en actividades acuáticas y posteriormente las lesiones relacionadas con actividades músculo esqueléticas.

Estructuras y funciones óseas.

Los huesos son órganos duros, blanquecinos y resistentes y el esqueleto es un conjunto de huesos de los cuales existen en total existen 206 huesos. El esqueleto puede separarse en axial y apendicular, en tronco en donde se encuentran la columna vertebral, costillas y esternón.

Los huesos cumplen una función de sostén en el organismo (parte pasiva del sistema musculoesquelético), así como de palanca dado que los músculos que se insertan en los huesos a través de tendones. También son protectores de órganos internos y desarrollan funciones metabólicas como el metabolismo del calcio y fósforo y la función hematopoyética gracias a la médula ósea.

Estructura y fisiología ósea.

Composición del tejido óseo.

El compuesto óseo está compuesto por:

- Células óseas:
    - Osteoblastos: células jóvenes. función anabólica (formación de hueso).
    - Osteocitos: células maduras o adultas. función metabólica (mantenimiento del hueso ya formado).
    - Osteoclastos: función catabólica (destrucción de partes inútiles del hueso).
- Matriz o material orgánico: osteína, oseína u osteoide. compuesto por:
    - Fibras colágenas, proporcionan fuerza al hueso evitando que se vuelva frágil.
    - Sustancia fundamental (mucopolisacáridos), proporciona un medio para el depósito de las sales minerales.
- Matriz o material inorgánico: compuesto por sales minerales (calcio y fósforo, que se unen formando fosfato cálcico o hidroxiapatita), que son las responsables de la dureza del hueso.

Se puede segmentar en dos grandes segmentos:

- Periostio: membrana de tejido conjuntivo fibroso que rodea externamente al hueso excepto en las superficies articulares. función: protección y crecimiento del hueso en espesor.

- Endostio: periostio interno. membrana de tejido conjuntivo que recubre la cavidad medular.

Lesiones óseas.

Definición.

Se entenderá por una lesión ósea como aquella que ocasiona solución de continuidad en el hueso, ósea una discontinuidad en el periostio.

Síntomas.

La sintomatología que presentan las fracturas de diferentes tipos es muy variada. Dentro de sus principales signos están la impotencia funcional, la inflamación, el dolor, la posible deformidad, las crepitaciones (crujidos).

El paciente con una lesión ósea (fractura) suele adoptar una posición antiálgica por lo general. Cuanto se tiene por ejemplo un trauma que ha generado una fractura en la región de la cadera, se observará al paciente tumbado con la extremidad inferior en rotación externa; otro ejemplo lo puede ser la fractura de la muñeca (Colles) es muy frecuente, principalmente en menores.

Cuando el personal sanitario sea esté extra o intrahospitalario se enfrentan a traumatismo cerrados ocasionados en personas mayores (< 60 años) se debe sospechar de fractura.

Clasificación de lesiones óseas.

En cuanto a la clasificación de las fracturas Hernández, et al (2012) y la Clínica Mayo (2022) las agrupan en:

a. Abiertas.

b. Cerradas.

    i. Simple.
    ii. Desplazada.
    iii. En conminuta.
    iv. En tallo verde (niños).
    v. Fisura o trazo capilar.
    vi. Por arrancamiento.

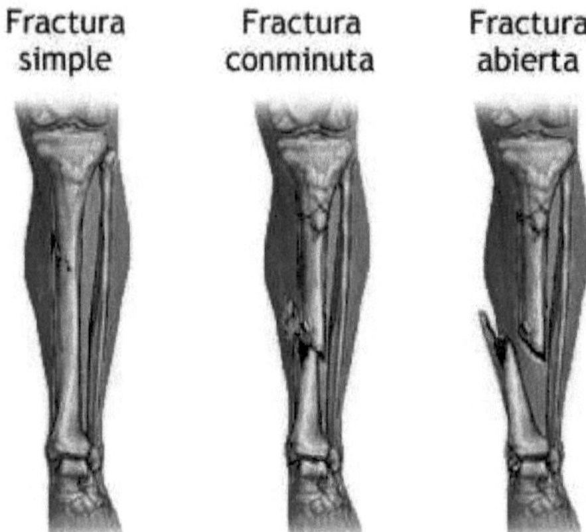

Figura 13. Fracturas óseas.
Fuente: https://sp.depositphotos.com/stock-photos/sistema-muscular.html

Tratamiento de las lesiones óseas.

Para su manejo se debe conocer el mecanismo de trauma y si las mismas corresponden a lesiones abiertas o cerradas.

En el caso de las lesiones abiertas, se limpia la herida superficialmente, se trata de cohibir la hemorragia, se inmoviliza, se controlan las constantes y se procede a evacuarlo.

En el caso de las lesiones cerradas, se controla constantes, se inmoviliza, se procura tranquilizar (no dar calmantes o analgésicos) y se evacua al hospital para su diagnóstico radiográfico.

Lesiones espinales.

Estructura vertebral.

La columna vertebral está formada por unos huesos llamados VÉRTEBRAS (33 ó 34). Se segmenta 5 regiones anatómicas:

- Cervical: formada por siete vértebras: atlas, axis, C3, C4, C5, C6 y C7.

- Dorsal o torácica: 12 vértebras. Arco torácico: está formado por una vértebra dorsal, un par de costillas, el segmento correspondiente del esternón y los cartílagos costales.

- Lumbar: 5 vértebras.

- Sacra: 5 vértebras fusionadas formando el sacro.

- Coccígea o coxígea: 4-5 vértebras fusionadas formando el coxis.

Función de la columna vertebral.

La columna vertebral es una estructura que soporta traumas de alta energía, pero no significa que no esté susceptible a recibir lesiones. Entre sus principales funciones están: sostener la cabeza, inserción de músculos y fijación de las costillas, protección de la médula espinal, hematopoyética (cuerpos vertebrales).

Lesiones espinales (cuello).

La columna vertebral es una formación en serie de huesos cilíndricos apilados uno a uno desde la base del cráneo hasta el cóccix (hueso al final de la espina dorsal). Esta incluye la medula espinal la cual consiste en largos conductos nerviosos que unen el cerebro con todos los órganos y partes del cuerpo y protege los nervios espinales. Para Mora (2019) En algunas situaciones donde se puede sospechar de lesión de cervicales son: precipitación, accidente de tránsito, accidentes laborales entre otros. Cerca del 20% de las lesiones en la cabeza presentan además lesión de cuello y medula espinal.

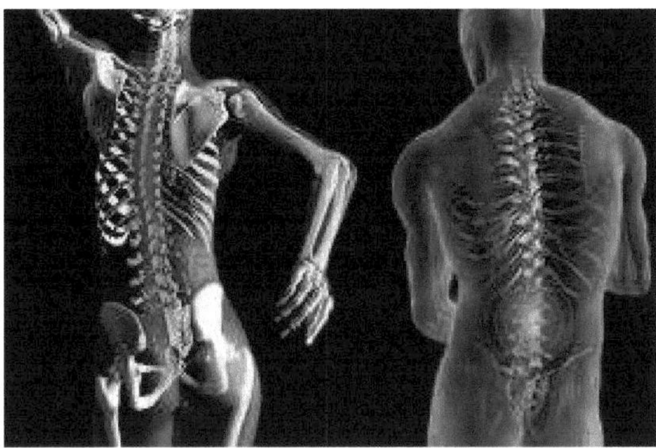

Figura 14. Estructura de Columna Vertebral
Fuente: https://sp.depositphotos.com/stock-photos/sistema-muscular.html

Signos y síntomas.

Es posible encontrar clínica que presente manifestaciones tales como:

- Dolor e impotencia funcional en cuello, extremidades superiores e inferiores.
- Hormigueos, debilidad, ardor y parálisis en las extremidades.
- Pérdida de control de esfínteres.
- Deformidad a nivel de cuello.
- Priapismo.
- Perdida de la sensibilidad.
- Náuseas, vómitos y mareos.

Estructuras musculares.

Miología.

- Músculo: órgano cuya característica principal es la de poseer la propiedad de contraerse.
- Función: ejecutar todos los movimientos del cuerpo (elemento activo del sistema musculoesquelético) y contribuyen al mantenimiento de la postura (tono muscular).
- Miología: parte de la Anatomía que se encarga del estudio de los músculos esqueléticos.

Clasificación de los músculos según su forma.

- Fusiforme o largo: predomina la longitud. Ejemplo: bíceps y tríceps braquial.
- Ancho: predominan longitud y anchura. Ejemplo: músculos rectos abdominales, dorsal ancho.
- Corto: no predomina ninguna dimensión. Músculos intercostales, orbicular de los labios (alrededor de orificios).

Clasificación de los músculos según su función.

- Agonistas o protagonistas: Realizan un determinado movimiento.
- Antagonistas: Son los que se oponen a lo realización de un determinado movimiento.
- Sinergistas: Son los que colaboran en lo realización de un movimiento ayudando a los agonistas.

Cubiertas del músculo.

- Epimisio o perimisio externo: rodea al músculo en conjunto.
- Perimisio (interno): rodea a los fascículos o haces de fibras musculares.
- Endomisio: rodea a la fibra muscular.

Clases de músculos.

- Esqueléticos: Tejido muscular estriado de contracción voluntaria.
- Liso: Tejido muscular liso de contracción involuntaria.
- Cardíaco, miocárdico o miocardio: Tejido estriado de contracción involuntaria.

Propiedades de los músculos esqueléticos.

- Contractilidad: Capacidad para acortarse como respuesta normal a un estímulo nervioso. Es la propiedad principal del músculo.
- Excitabilidad: Facultad de responder a estímulos.

- Elasticidad: Capacidad de recobrar la longitud y espesor normal después de haberlo perdido por una causa mecánica exterior.

- Tonicidad o tono: Estado de tensión permanente de los músculos en reposo, contribuyendo al mantenimiento de la postura.

Lesiones musculares frecuentes.

Las diversas partes que forman el sistema músculo esquelético están expuestas a sufrir lesiones ocasionadas por diversas causas. Para el cuidado básico, inmovilice el miembro o extremidad afectada en la posición en que se encuentre, para ello.

El Desgarro.

Es una lesión que consiste en el rompimiento de fibras musculares o tendones, pero sin lesiones del hueso.

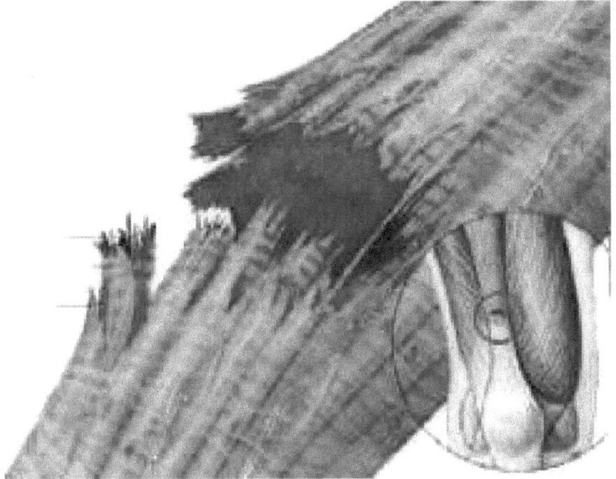

Figura 15. Desgarro muscular.
Fuente: https://sp.depositphotos.com/stock-photos/sistema-muscular.html

Esguinces.

Distensión violenta de una articulación que puede ir acompañada de la ruptura de un ligamento o de las fibras musculares.

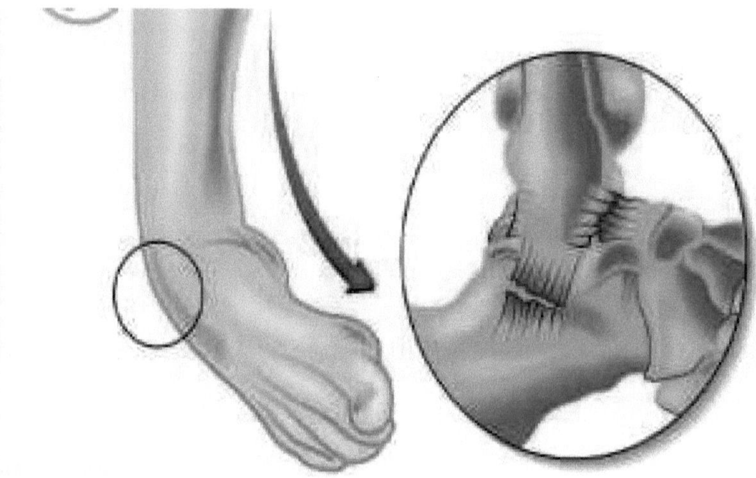

Figura 16. Esguince muscular.
Fuente: https://sp.depositphotos.com/stock-photos/sistema-muscular.html

Luxación.

Es el desplazamiento sufrido por el extremo de un hueso que forma parte de una articulación.

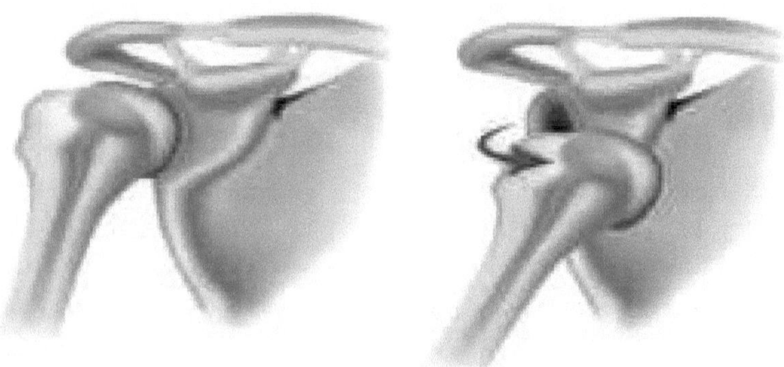

Figura 17. Luxación de hombro.
Fuente: https://sp.depositphotos.com/stock-photos/sistema-muscular.html

Un aspecto importante para considerar en los deportes y actividades acuáticos es que todos los participantes pueden requerir en algún momento de maniobras de socorro y atención en ambientes extrahospitalarios con recursos limitados.

En general cualquier actividad deportiva acuática o actividad de rescate acuática es lo concerniente con las denominadas reglas fundamentales en cualquier modalidad de salvamento náutico (Scholne, 1994) que englobaría tanto el salvamento acuático como al salvamento marítimo y son apenas tres principios básicos:

Primero: la precaución: Si no sabes no actúes.
Segundo: la educación: Nunca se deja de aprender.
Tercero: la prevención: No dejes para mañana lo que puedas hacer hoy.

Lo anterior es de gran importancia tenerlo claro, para reducir el riego de ser víctima de algún incidente acuático.

Referencias bibliográficas.

1. Allen JB. Sports medicine and sailing. *Phys Med Rehabil Clin N Am* 1999; 10:49–65.

2. Barcelona EP. 8 · PER · EMERGENCIAS EN LA MAR - Escola Port - Aula Náutica [Internet]. Escola Port - Aula Náutica. Escola Port; 2015 [citado el 26 de agosto de 2022]. Disponible en: https://aulanautica.org/unit/8-emergencias-en-la-mar/

3. Fracturas (huesos fracturados) [Internet]. Mayo Clinic. 2022 [citado el 26 de agosto de 2022]. Disponible en: https://www.mayoclinic.org/es-es/first-aid/first-aid-fractures/basics/art-20056641

4. Hernández EEH, Fonseca Monterubio A, Morales De Hernadez M, Elizondo Hernandez E. BP: Seguridad primeros auxilios. Bloomington, MN, Estados Unidos de América: Palibrio; 2012.

5. Mora Jaime. Primeros Auxilios Básicos. San José, C R: INA, 2019; 03: 35-37.

6. Scholne C. Injuries in sailing: risks and accidental injuries in sailing surveyed. NewsFlow 1994; 1:6–8.

CAPÍTULO VII. CERTIFICADOS MÉDICOS PARA ACTIVIDADES EN MEDIOS ACUÁTICOS

Caso de ejemplo I. Informe médico para la emisión de certificado de aptitud médica.

Autor: William Gutiérrez Sandí
Email: wgutierrezs@hotmail.com

INFORME MÉDICO DE VALORACIÓN DE LA APTITUD.

A continuación, se muestran los resultados de un caso de estudio de un paciente del cual, han sido cambiados sus datos personales para proteger su privacidad, pero se mantienen las condiciones médicas para el desarrollo de la valoración por aptitud médica para actividades de mar.

Tabla 03. Formato para la identificación del paciente para el examen de aptitud médica.

DATOS DEL FACULTATIVO	
Nombre y Apellidos: William Alonso Gutierrez Sandí	
Nº de colegiado: MED16970	Dirección Provincial: Puntarenas

DATOS DEL TRABAJADOR	
Nombre y Apellidos: José Alfonso Sacas Piedra	
Domicilio: 200 m este Liceo José Martí,	Localidad: Puntarenas
Provincia: Puntarenas	Profesión: Jefe sala de máquinas, oficial
Fecha de nacimiento: 02/03/1978	DNI/NIE 6 0128 0875

DIAGNOSTICO
Patología del Sistema Nervioso Central, G00-99 Enfermedades del sistema nervioso, G43 Migraña. I10-15 Hipertensión
Código diagnostico principal: G43
Código diagnostico secundario: I10

ANTECEDENTES CLINICO-LABORALES
Antecedentes familiares: abuelo materno HTA, Hermana: diabetes tipo II
Antecedentes personales: Paciente que presenta episodios aislados, pero imposibilitantes para realizar actividades laborales y/o personales con episodios
Vacunaciones: Bien vacunada según calendario de Cataluña: ultima dosis de la hepatitis A+B

Fuente: Elaboración de la Dra. Maria Luisa Canals (2022)

RECONOCIMIENTO MEDICO.

- o Paciente, masculino, de 44 años, con titulación de jefe de máquinas. Es la tercera vez que realiza el reconocimiento médico por lo tanto un reconocimiento médico periódico. Ya el primero, inicial, lo realizó también en Puntarenas, Costa Rica, a pesar de que su domicilio y lugar de trabajo corresponderían a la dirección provincial de Santa Cruz, provincia de Guanacaste, Costa Rica.

- o Signos vitales: Presión arterial: 126/67 mmHg, temperatura: 36.3 °C, saturación de oxígeno, 99%, frecuencia respiratoria: 14 respiraciones por minuto, frecuencia cardiaca: 83 latidos por minuto.

- o Los dos reconocimientos médicos se realizaron en Panamá, en la Clínica del Einstein, con los mismos equipos de DUE y aparataje para las pruebas complementarias (mismas condiciones en cabina de audiometrías y del personal que lo realizó, Sr. JI Ubieto). Para este año 2022 las mediciones son realizadas en la Clínica San Rafael en Puntarenas, Costa Rica. Por lo tanto, la base de instrumentación no será la misma para comparar la evolución de las audiometrías.

- o La primera vez fue vista en su reconocimiento inicial por el Dr. Alfonso Solís Guardia, especialista en medicina del trabajo, que estaba realizando su primera sustitución en Sanidad Marítima al médico Dr. Rimsky Sucre, titular de la clínica. La segunda por el Dr. Sucre había indicado que el paciente presenta como patologías base HTA controlada, con Enalapril 20 mg vía oral cada día, Amlodipino 5 mg vía oral cada día, y para la migraña utiliza de tratamiento base: Omeoprazol 20 mg via oral como protector gástrico, Ibuprofeno 400 mg cada día. Para migraña de aparición aguda utiliza Ergotamina 1 mg al inicio de los síntomas, más ibuprofeno 400 mg vía oral, más dimenhidrinato 50 mg vía oral, y se puede repetir a los 30 minutos si no hay resolución del cuadro agudo.

- o Este tercer reconocimiento médico es de carácter preventivo, al pasar un año no hay nuevas patologías degenerativas con relación a visión, audición, Sistema respiratorio y circulatorio del paciente. No hay contradicción explicita en la valoración de la restricción y emisión del certificado médico del ISM.

- o En cuanto a la exploración general es buena en general, en su audiometría reporta audición de 20 dB para oído derecho y 30 dB para oído izquierdo, la agudeza visual (0,7 bilateral con optotipo de Snellen) que corrige con gafas y/o lentillas a 1. En prueba de fondo de ojo sin datos de retinopatía diabética.

- o En cuanto a pruebas complementarias del último reconocimiento. en el ECG, realizado el 27.01.22 indica: PR: 116 ms, QRS: 110 ms, QT/QTC: 386/405, FC: 79 lpm, con DI positiva y AvF positive, para un eje normal.

- o Se realiza espirometría FVC: 4.25 y FEV1: 3.70, además el paciente no es fumador. No se le había realizado anteriormente en las evaluaciones en el otro centro médico.

o La radiografía de tórax en parámetros normales, realizada el 27.01.22.

LIMITACIONES ORGANICAS Y/O FUNCIONALES.

o Según la Guía de valoración de incapacidad laboral en AP - En el capítulo 9, sistema ocular, punto 1.3.1 se indica que una agudeza visual de 0,7 permite desempeñar trabajos de bajos-moderados requerimiento. Precisa de ayudas visuales y en este caso con lentillas y gafas corrige. La profesión de marinero de puente con guardias de vigía requiere una visión mínima en cada ojo. La agudeza visual es una expresión del valor funcional de la retina. Aunque esta agudeza visual de 0,7 sin corrección puede ser causa de No aptitud. El RD 1696/2007 por el que se regulan los reconocimientos médicos de embarque marítimo - Anexo 2, criterio punto 2.7.1 en relación con la agudeza visual requerida con o sin corrección se fija en 0.7 y 0.5 en el ojo con mejor y peor agudeza respectivamente.

o En el capítulo 10 sobre el sistema otorrinolaringológico dice que los trabajadores con exposición a ruido dañino (80 DB) deben ser detectadas y tomar las medidas de prevención. En el caso de hipoacusias mixtas, en el que existe un componente de transmisión y otro de percepción. Las posibilidades de recuperación son solo para el componente de transmisión. En las de percepción (neurosensoriales) en general se consideran irreversibles. Según el Manual de actuación para los médicos del INSS y aplicando la metodología de Klockhoff modificada por la Clínica del Laboro de Milán (2002) orientado a la valoración de las secuelas. En el caso de nuestro paciente en este momento no presenta patología auditiva, pero si se debe de tener en consideración el uso de mecanismos de protección auditiva, dado que trabaja como jefe en una sala de máquinas. Ahora, con respecto a este punto, en las Directrices OIT-OMI/JMS 2011 y STCW 78/95/2010 se especifican las normas de audición. La capacidad auditiva debería ser como mínimo de 30 dB en promedio sin corrección en el oído en mejor estado y de 40 dB el otro oído, sin corrección en el otro oído en las frecuencias de 500, 1000, 2000 y 3000. Eso equivale a distancias auditivas del habla de 3 metros y 2 metros respectivamente. Esto ya no lo cumplía la interesada en su primer reconocimiento médico y como vemos al exponerla al ruido en su trabajo el oído deficiente ha empeorado.

o Con relación al tema de la migraña, el real decreto del BOE 313.31.12.2007 indica ANEXO II, Criterios para la valoración de la aptitud para el embarque, 2.6 Enfermedades del sistema nervioso, no las tipifica como patología que indique restricción para la emisión del certificado médico.

o Con relación al tema de la migraña, el real decreto del BOE 313.31.12.2007 indica ANEXO II, Criterios para la valoración de la aptitud para el embarque, 2.9. Enfermedades del sistema circulatorio. A efectos de valorar la aptitud, se deberán tener siempre en cuenta los siguientes criterios: antecedentes familiares de cardiopatía o muerte súbita, presencia de síntomas y/o signos, capacidad funcional, localización, pronóstico, presencia de alteraciones electrocardiográficas y/o ecocardiográficas que sugieran patología cardiaca severa aún en ausencia de sintomatología, posibilidades de tratamiento a bordo, riesgo de aparición de cuadros severos a bordo, factores de riesgo y/o complicaciones asociadas, terapéutica que implique restricciones o limitaciones para el normal desempeño de sus actividades e informe del especialista. 2.9.1.7 Hipertensión arterial esencial con importante. repercusión orgánica o hipertensión.

INFORME LABORAL.

- o Los órganos de la visión y audición no presentan en este momento afección por patología laboral franca para este marinero que trabaja como jefe de máquinas, con alta exposición al ruido y fluidos que podrían repercutir en patología respiratoria, al menos para este reconocimiento.

- o En la valoración del reconocimiento inicial según las Directrices OIT-OMI/JMS 2011 y en España el RD 1696/2007, se suele ser más estricto (pero al tratarse de recomendaciones de mínimos, deja la posibilidad de que el criterio médico evaluador de riesgos se adapte a las probables condiciones de trabajo del tripulante y también la opción a establecer restricciones de carácter preventivo.

- o Con respecto a las directrices para la realización de los reconocimientos médicos de la gente de mar, WCMS 2017, en el Anexo E. Criterios relativos a la aptitud física, con respecto a afecciones comunes, y de acuerdo con los criterios de clasificación del CIE-10, códigos diagnósticos, G00-99 Enfermedades del sistema nervioso, G43 Migraña (ataques frecuentes con incapacidad), Probabilidad de recurrencias, incapacitantes. Para ello el texto indica que existen tres condiciones:

  - o Incompatible con el desempeño fiable de tareas rutinarias y de emergencia de manera Segura y eficaz. se prevé que sea temporal (T), se prevé que sea permanente (P).

  - o Apto para desempeñar algunas, pero no todas las tareas o para trabajar en algunas, pero no todas las aguas (R). Es necesaria una supervisión más frecuente (L).

  - o Apto para desempeñar todas las tareas en cualquier parte del mundo en la sección asignada.

  En el caso, del presente jefe de máquinas, no existe registro de haber tenido eventos imposibilitantes para desarrollar su actividad profesional en los últimos 12 meses y los eventos agudos han resulto en menos de 24 horas.

- o Con respecto a las directrices para la realización de los reconocimientos médicos de la gente de mar, WCMS 2017, en el Anexo E. Criterios relativos a la aptitud física, con respecto a afecciones comunes, y de acuerdo con los criterios de clasificación del CIE-10, códigos diagnósticos, I00-99 Sistema cardiovascular, Hipertensión Mayor probabilidad de enfermedad cardíaca isquémica, lesiones oculares y hepáticas y derrame cerebral. Posibilidad de un episodio hipertensivo agudo.

- o Incompatible con el desempeño fiable de tareas rutinarias y de emergencia de manera Segura y eficaz. se prevé que sea temporal (T), se prevé que sea permanente (P).
    - T – normalmente si la presión sistólica es >160 o la diastólica es >100 mmHg hasta que se investigue y trate de acuerdo con directrices nacionales o internacionales para el control de la hipertensión.
    - P – con una presión sistólica >160 o diastólica >100 mmHg persistente con o sin tratamiento.
- o Apto para desempeñar algunas, pero no todas las tareas o para trabajar en algunas, pero no todas las aguas (R). Es necesaria una supervisión más frecuente (L).
    - L – si es necesaria una supervisión adicional para asegurarse de que el nivel permanece dentro de los límites de las directrices nacionales.
- o Apto para desempeñar todas las tareas en cualquier parte del mundo en la sección asignada.
    - Si se trata de acuerdo con directrices nacionales y no hay efectos incapacitantes por la afección o medicación.

Dado que el paciente presenta valores estables de PA, con tratamiento estables por los últimos 36 meses, con buena adherencia al tratamiento, sin episodios agudos en los últimos meses, no sería criterio para la no emisión del certificado médico dicha condición.

- o Con relación a la GUÍA STCW PARA LA GENTE DE MAR CONTIENE LAS ENMIENDAS DE MANILA, 2010, emitido por la FEDERACIÓN INTERNACIONAL DE LOS TRABAJADORES DEL TRANSPORTE (ITF), el paciente cumple con los requerimientos establecidos para el puesto, por lo tanto, las condiciones laborales establecidas deben ser cumplidas por el empleador para no perjudicar la salud del paciente.

Tabla 04. Perfil de jefe de máquinas de la guía STCW para la gente de mar.

Jefe de máquinas

NOMBRE DEL TÍTULO	REVALIDACIÓN	REGLA	
Título nacional de competencia y refrendo	Sí	I/2, II/1, II/3	T/E
Refrendo de reconocimiento del Estado de abanderamiento	Sí	I/10	R/E
Instrucción básica en seguridad - Técnicas de supervivencia personal - Prevención y lucha contra incendios - Conocimientos básicos de primeros auxilios - Seguridad personal y responsabilidades sociales	Obtenida durante los 5 años previos	VI/1	P/D
Cuidados médicos	No	VI/4	P/D
Embarcaciones de supervivencia y botes de rescate	Sí	VI/2	P/D
Técnicas avanzadas de lucha contra incendios	Sí	VI/3	P/D
Aptitud física	Sí	I/9	C/E
Familiarización básica en aspectos de seguridad	En la tarea asignada	VI/1	F/aB
Familiarización específica para el buque	En la tarea asignada	I/14	F/aB
Familiarización en aspectos de protección	En la tarea asignada	VI/6	F/aB

T/E Título exigido. C/E Certificado exigido. P/D Prueba documental. F/aB Formación a bordo. R/E Refrendo exigido.

Requisitos generales aplicables a la titulación de competencia de jefes de máquinas

Fuente: https://tituladosnauticopesqueros.files.wordpress.com/2017/02/stcw1.jpg

JUICIO CLINICO-LABORAL.

Con base en los datos previos y la normativa GUÍA STCW PARA LA GENTE DE MAR CONTIENE LAS ENMIENDAS DE MANILA, 2010, las directrices para la realización de los reconocimientos médicos de la gente de mar, WCMS 2017, en el Anexo E. Criterios relativos a la aptitud física, con respecto a afecciones comunes, y de acuerdo a los criterios de clasificación del CIE-10, las Directrices OIT-OMI/JMS 2011 y en España el RD 1696/2007, los criterios establecidos en el BOE 313.31.12.2007 indica ANEXO II, Criterios para la valoración de la aptitud para el embarque, para el paciente las patologías que presenta en este momento están controladas, cuenta con medicación crónica que no corresponde a medicamentos de uso regulado internacionalmente.

Si se previene al empleador, dado que el paciente presenta patología circulatoria la cual mal controlada puede desarrollar cefaleas que evolucionen a migraña o puedan generar Angina o un evento coronario si no es atendida de manera adecuada, que dentro del botiquín aborto y como parte del equipo de salud ocupacional se pueda contar con DEA y con medicación para el manejo por TELECONSULTA de eventos de patología hipertensiva aguda mientras el paciente puede llevar al puerto más cercano.

Además, dado que labora como jefe de máquinas se le suministre el equipo de protección que corresponda, para que no presente daño a nivel auditivo. Además, que realice control anual con oftalmólogo para determinar si presenta evolución de su patología ocular.

PROPUESTA.

Se brinda certificado de APTO al paciente, se le previene de realizar control anual con cardiólogo, oftalmólogo y prueba de audiometría. Se le indica al empleador que el paciente no debe de estar solo al realizar su trabajo; sin embargo, no significa lo anterior que debe de duplicar la función del paciente.

Pero si, contar con presencia de otros compañeros por si presenta evento agudo de migraña o cardiaco mientras labora.

ANEXO III
CERTIFICADO MÉDICO DE APTITUD P ARA EMBARQUE
MEDICAL EXAMINATION FOR SEA-SERVICE

Como resultado del Reconocimiento Médico de Embarque.

D/Dña: **José Alfonso Sacas Piedra** con DNI / NIE / Pasaporte **6 0128 0875** ha sido declarado *(the holder of this Seamens Book has passed his/her Medical Examination for sea-service with the result as follows).*

- _X_ **Apto** *(fit for sea-service).*
- ___ Apto con restricciones (*partially fit for sea-service*).
- ___ No Apto (*Unfit for sea-service*).

La vigencia de este Reconocimiento caduca el día 08 de febrero de 2024.
(*The validity of this certificate expire the next*).

En Puntarenas, Costa Rica, a las diecinueve horas del ocho de febrero de dos mil veintidós.

Sello del Centro Firma del Médico Nº Registro.
(*Medical Center stamp*) (*William Alonso Gutiérrez Sandí*) (*MED 16970.*)
(Modelo de Certificado Médico para el tripulante anverso)

Referencias bibliográficas.

1. Directrices para la realización de los reconocimientos médicos de la gente de mar. [Internet]. [Consultado 12 Feb 2022]. Disponible en https://www.ilo.org/wcmsp5/groups/public/---ed_dialogue/---sector/documents/normativeinstrument/wcms_174796.pdf

2. Guía STCW para la gente de mar. FITT. [Internet]. [Consultado 12 Feb 2022]. Disponible en https://www.itfglobal.org/es/reports-publications/guia-stcw-para-la-gente-de-mar

3. Real Decreto 1696/2007, de 14 de diciembre 2007, por el que se regulan los reconocimientos médicos de embarque marítimo. [Internet]. [Consultado 12 Feb 2022]. Disponible en https://www.boe.es/eli/es/rd/2007/12/14/1696

4. Guías para la detección, diagnóstico y tratamiento del Hipotiroidismo en la Caja Costarricense del Seguro Social. [Internet]. [Consultado 12 Feb 2022]. Disponible en https://www.binasss.sa.cr/protocolos/protocolos.htm

5. MCA. Approved Doctor's Manual Seafarer Medical Examinations. January 2010. [Internet]. [Consultado 10 Feb 2022]. Disponible en https://av03-ext.uca.es/moodle/pluginfile.php/43195/mod_resource/intro/Guidelines%20MCA%2C%20UK.pdf

6. Revised Guidlines for conducting medical fitness examinations for seafarers. [Internet]. [Consultado 10 Feb 2022]. Disponible en https://av03-ext.uca.es/moodle/pluginfile.php/43195/mod_resource/intro/PEME%20Phillipines.pdf

Caso de ejemplo II. Revisión de los elementos para la valoración de caso de trabajador marino con patologías músculo esqueléticas.

Autor: William Gutiérrez Sandí
Email: wgutierrezs@hotmail.com

Aplicación de los ocho parámetros para reconocimientos médicos en el sistema músculo esquelético.

En el siguiente caso de estudio informe sobre la valoración funcional de estos trabajadores se realiza una valoración del sistema osteomuscular. Para ello se realiza la valoración de 8 puntos se exponen en la guía de valoración internacional para marinos STWC.

1. Anamnesis específica.

2. Examen anatomo-funcional en cardiología y angiología / o en psiquiatría / o en el aparato locomotor.

3. Exploraciones: cuándo, cómo, por qué y a quién. Evidencia científica de las mismas. Examen específico por tramos de edades si es pertinente.

4. Analítica: cuándo, cómo, por qué y a quién. Evidencia científica de las mismas. Examen específico por tramos de edades si es pertinente.

5. Detección y seguimiento de patología cardiovascular/ o psiquiátrica/ u osteomuscular de especial prevalencia y/o morbi-mortalidad o de interés en el sector marítimo.

6. Valoración específica en relación con la patología detectada: evolución temporal, tratamiento, controles especiales, valoración de la aptitud.

7. Consideraciones específicas en relación con la edad.

8. Patología cardiovascular / o psiquiátrica / u osteomuscular claramente excluyente: para el trabajo en la mar o para determinado tipo de trabajo a bordo.

Contenido del estudio.

1. Anamnesis específica.

- Para el caso de estudio vamos a tener a una paciente llamada María José Sirias Gabuardi, de 32 años, de nacionalidad costarricense, oficial de 3era clase en puente.

- APP:
  - Hipotiroidismo (diagnosticada a los 10 años). Tratamiento: Levotiroxina 100 mcg cada día vía oral.

- o Lesión musculoesquelética en hombro. Para este caso presenta valoración médica presenta una lesión en el manguito de los rotadores, de 14 meses de evolución; lesión la cual ha sido tratada con tratamientos farmacológicos, medios físicos, y terapia física.

- **AHF:** DM2 madre, HTA: padre, Hipotiroidismo: madre y hermana.

- **AGO:** G: 01 P: 01 C: 00   A: 00.

- **FUM:** 05.02.22

- Método de planificación: anticonceptivo oral dual (estrógeno + progesterona)

- **APnP:** fumadora: negado, Alcohol: ocasional, Drogas ilícitas: negado

- **AQx:** paciente sin cirugías previas.

- Motivo de consulta: La presente es la segunda vez para la renovación de su certificado médico de embarque.

2. **Examen anatomo-funcional en cardiología y angiología / o en psiquiatría / o en el aparato locomotor.**

   Exploración física.

   - Medidas antropométricas:
     - o Pecho: 104 cm.
     - o Brazo Izquierdo: 20 cm.
     - o Brazo derecho: 21 cm.
     - o Cintura: 76 cm.
     - o Glúteo: 109 cm.
     - o Muslo izquierdo: 55 cm.
     - o Muslo derecho: 54 cm.
     - o Pierna derecha: 35 cm.
     - o Pierna izquierda: 34,5 cm.
   - Signos vitales:
     - o Presión Arterial: 117/74 mmHg.
     - o Frecuencia cardiaca: 83 lpm.
     - o Frecuencia respiratoria: 14 rpm.
     - o Saturación de oxígeno: 99%.
     - o Temperatura: 36.2 °C.
     - o Talla: 164 cm.
     - o Peso: 69 kg.

- o IMC: 25.64 kg/m2.
- Agudeza Visual. A la prueba de Snell:
  - o Ojo derecho (sin lentes): 20/20 OI: 1.
  - o Ojo izquierdo (sin lentes): 20/20 OI: 1.
  - o Visión binocular (sin lentes): 20/20.
  - o Prótesis oculares o anteojos: paciente no utiliza lentes.
- Visón Cromática.
  - o Láminas de Ishihara: sin problemas para reconocimientos de colores, daltonismo, Acromatopsia, Deuteranopía, Protanopía.
- Piel y mucosas: piel turgente, sin lesiones, manchas, escoriaciones o alergias. Paciente bien hidrata, mucosas hidratadas, paciente sin signos de deshidratación.
- Oftalmología:
  - o Función de los pares craneales: PC III, PC IV, PC VI, conservados para los movimientos oculares.
  - o Reflejos pupilares: fotomotor directo, fotomotor consensuado conservados.
  - o Fondo de ojo: sin datos de papiledema al momento de la valoración de la paciente.
- Otorrinolaringología:
  - o Audición: sin hipoacusia ósea o neurosensorial bilateral, con audición oído derecho de 20 dB y oído izquierdo 30 dB.
  - o Faringe y laringe: sin datos de infección, amigdalitis, eritema faríngeo, cándida. No esputos matutinos, o signos de alteración de la salivación.
  - o Bucal: con piezas dentales conservadas, sin datos de bruxismo, con mordida conservada, con calzas en dientes molares, tanto en maxilar superior como inferior.
- Cardiovascular: corazón rítmico, pulso regular, sinusal, fuerte, con pulso temporal, carotideo, radial, poplíteo, maleolar presentes; ruidos cardiacos presentes, no soplos, no retorno al cierre de ciclo cardiaco en sístole y/o diástole.
- Respiratorio: campos pulmonares limpios, murmullo vesicular audible, no crépitos, no sibilancias, no roncos, no uso de músculos accesorios, no uso de musculatura abdominal para mecánica respiratoria.
- Abdomen: blando, depresible, no doloroso a la palpación, no datos de masas palpables, no datos de irritación peritoneal, no datos de lesiones cutáneas en región abdominal, pulso abdominal presente, pulso femoral presente.
- Neurológico: pares craneales: I, II, III, IV, V, VI, VII, VIII, IX, X, XI, XII, con función motor y sensitiva conservada, con sensibilidad profunda y superficial conservada,

con fuerza 5/5 en miembro superior derecho, fuerza 5/5 en miembro superior izquierdo, con fuerza 5/5 en miembro inferior derecho, fuerza 5/5 en miembro inferior izquierdo, con pruebas de coordinación ojo mano conservadas, sin datos de marcha atáxica o desequilibrio.

- **Genitourinaria:** genitales externos de acuerdo con sexo y edad, vagina normotensa, no salida de fluidos infecciosos, no sangrado, labios externos simétrico, región perianal sin datos de lesiones cutáneas o de enfermedades de transmisión sexual cutáneas visibles. Micción normal, sin datos de goteo post miccional, sin datos de incontinencia urinaria.

- **Locomotor:** a la exploración musculo esquelético se tiene que la paciente presenta fuerza conservada en las cuatro extremidades, fuerza 5/5 en miembro superior derecho, fuerza 5/5 en miembro superior izquierdo, con fuerza 5/5 en miembro inferior derecho, fuerza 5/5 en miembro inferior izquierdo, sin deformidades en los dedos de miembros superiores o inferiores, sin lesiones o patología de origen micótico en cutícula cutánea de sus falanges, no tatuajes en sus extremidades. Con reflejos osteotendinosos: nasopalpebral, masetereo, bicipital, tricipital, estilorradial, cubitopronador, rotuliano, aquiliano, mediopubiano conservados (reflejo normal: ++). Con movimientos activos en rangos de extensión, flexión, aducción abducción para extremidad superior izquierda, extremidad inferior derecha y extremidad inferior izquierda. Con dolor a la movilización activa de hombro derecho a la abducción para ángulos superiores a 90°, para hiperflexión superior a 125°, con crépitos a la movilización pasiva. Con dolor a la palpación en región de inserción de supraespinosa en la cintura escapular de extremidad superior derecha.

Pruebas complementarias.
- Electrocardiograma (ECG): la paciente se realizó un ECG en reposo el 17.01.2022 a las 14:32 horas el cual reportó: PR: 116 ms, QRS: 110 ms, QT/QTC: 386/405, FC: 79 lpm, con DI positiva y AvF positive, para un eje normal.

- Espirometría: la paciente se realizó una espirometría el 22.01.2022 a las 09:46 horas la cual reportó: FVC: 4.25 y FEV1: 3.70, además el paciente no es fumador. No se le había realizado anteriormente en las evaluaciones en el otro centro médico.

- Radiografía de tórax AP: el 27.01.22 y la cual reporta: en parámetros normales.

- Audiometría: la paciente se realizó una audiometría el 29.01.2022 la cual reporta: paciente la cual a la exploración general es buena en general, en su audiometría reporta audición de 20 dB para oído derecho y 30 dB para oído izquierdo.

- Fondo de ojo: realizado el 29.01.2022 sin datos de papiledema o hipertensión intraocular.

- Prueba de valoración de Snell a seis metros: realizado el 29.01.2022.

- o Ojo derecho (sin lentes): 20/20 OI: 1.
- o Ojo izquierdo (sin lentes): 20/20 OI: 1.
- o Visión binocular (sin lentes): 20/20.
- o Sin datos de lesión ocular o disminución de esta en este momento.

- Ultrasonido musculoesquelético de hombro derecho: realizado el 10.01.2022 con impresión diagnóstica: 1. Tendinitis de cabeza larga del tendón del bíceps, 2. Bursitis de hombro, reportada por el Dr. Ivan Sayago Masis, especialista en imágenes médicas y radiología.

- Laboratorios. Realizados el 19.01.2022 que reportan:

  - o Hemograma: Eritrocitos (GR): 5.4 millones/mcL, Hemoglobina: 15.7 g/dl, Hematocrito; 47.2%, Volumen Corpuscular Medio (VCM) 87, GB: 9.2 mil/mcL, neutrofilos: 58%, linfocitos: 34%, monocitos: 7%, eosinófilos: 1%. Plaquetas: 196 mil/mcL.

  - o Química clínica: glucosa en ayunas: 95 mg/dl, ácido úrico: 5.6 mg/dl, Colesterol total: 206 mg/dl, Colesterol LDL: 124 mg/dl, Colesterol HDL: 56 mg/dl, Trigliceridos: 145 mg/dl.

  - o Prueba de función renal: nitrógeno urémico: 14.3 mg/dl, creatinina: 1.15 mg/dl, estimación del filtrado glomerular MDR/CKD-EPI: 62.9 mL/min/1,73 m2.

  - o Pruebas de función hepática: Bilirrubina total: 1.2 mg/dl, bilirrubina directa: 0.35 mg/dl, bilirrubina indirecta: 0.9 mg/dl, TGO/AST: 18.7 mg/dl, TGP/ALT: 17.0 mg/dl, fosfatasa alcalina (ALP/FA): 148 UI/L, Deshidrogenasa Lactica (DHL): 278 mmol/L.

  - o Hormonas: HGC humana (cualitativa): Negativa para embarazo.

  - o Hormonas: TSH: 2.1 uIU/ml, T4 Libre: 1.1 uIU/ml.

3. Exploraciones: cuándo, cómo, por qué y a quién. Evidencia científica de las mismas. Examen específico por tramos de edades si es pertinente.

YA respondido en el apartado 2 del presente informe.

4. Analítica: cuándo, cómo, por qué y a quién. Evidencia científica de las mismas. Examen específico por tramos de edades si es pertinente.

YA respondido en el apartado 2 del presente informe. Paciente en rango de edad de 18 a 50 años; por lo tanto, no tiene consideraciones especiales por edad para la emisión del certificado médico. Con respecto a la patología base del hipotiroidismo, es una patología que se encuentra controlada con más de 20 años de control por parte de la paciente.

5. Valoración específica con relación a la patología detectada: evolución temporal, tratamiento, controles especiales.

- Tiempo de evolución: 14 meses.

- Exploración física: a la exploración músculo esquelético se tiene que la paciente presenta fuerza conservada en las cuatro extremidades, fuerza 5/5 en miembro superior derecho, fuerza 5/5 en miembro superior izquierdo, con fuerza 5/5 en miembro inferior derecho, fuerza 5/5 en miembro inferior izquierdo, sin deformidades en los dedos de miembros superiores o inferiores, sin lesiones o patología de origen micótico en cutícula cutánea de sus falanges, no tatuajes en sus extremidades. Con reflejos osteotendinosos: nasopalpebral, masetereo, bicipital, tricipital, estilorradial, cubitopronador, rotuliano, aquiliano, mediopubiano conservados (reflejo normal: ++). Con movimientos activos en rangos de extensión, flexión, aducción abducción para extremidad superior izquierda, extremidad inferior derecha y extremidad inferior izquierda. Con dolor a la movilización activa de hombro derecho a la abducción para ángulos superiores a 90°, para hiperflexión superior a 125°, con crépitos a la movilización pasiva. Con dolor a la palpación en región de inserción de supraespinosa en la cintura escapular de extremidad superior derecha.

- Ultrasonido musculoesquelético de hombro derecho: realizado el 10.01.2022 con impresión diagnóstica: 1. Tendinitis de cabeza larga del tendón del bíceps, 2. Bursitis de hombro, reportada por el Dr. Ivan Sayago Masis, especialista en imágenes médicas y radiología.

- Tratamiento: Ibuprofeno 400 mg c/8 horas vía oral por ciclos de 10 días, diclofenaco 75 mg intramuscular cada 15-30 días de acuerdo con los cuadros agudos antes de terapía física.

- Terapia Física: electroterapia 1 vez por semana por ciclos de sesiones de 10 sesiones. Las cuales han sido repetidas para un total de 3 ciclos de terapia. Punción seca, para bloqueo nervioso con técnicas de terapia manual ortopédica. Uso de medios físicos con crioterapia por ciclos de 5 minutos con 4 repeticiones por la noche o después de turno laboral.

6. Valoración de la aptitud para el desempeño de actividades laborales.

La paciente presenta dos patologías que pueden afectar su actividad laboral como oficial de 3era clase en buque mercante. Se procede con la valoración de estas.

a. Hipotiroidismo.

La paciente presenta patología crónica para hipotiroidismo, con más de veinte años de presentarla, con regulación de esta patología. Con tratamiento farmacológico con Levotiroxina 100 mcg cada día vía oral, con valores de pruebas de hormonas cada 6 – 12 meses. Con reporte de laboratorios del 19.01.2022, que indican: Hormonas: TSH: 2.1 uIU/ml, T4 Libre: 1.1 uIU/ml. Por tanto, de acuerdo.

Con base en el Real Decreto 1696/2007, de 14 de diciembre 2007, en su anexo II, apartado 2.4. Enfermedades endocrinas, nutricionales y metabólicas. A efectos de valorar la aptitud se deberán tener siempre en cuenta los siguientes criterios: presencia de síntomas y/o signos, datos analíticos, posibilidades de cumplimiento terapéutico y/o seguimiento, probabilidad de aparición de cuadros severos a bordo e informe de especialista, sección 2.4.3 en lo referente a patología de tiroides, paratiroides o adrenocorticales. Aquellos pacientes con sintomatología que impida el normal desempeño de sus funciones a bordo o presenten control analítico inadecuado a pesar del tratamiento.

Con relación a la Directrices para la realización de los reconocimientos médicos de la gente de mar, Anexo E. Criterios relativos a la aptitud física con respecto a afecciones comunes, en el apartado E00-90 Endocrina y metabólica, E00-90 no se indica por separado. Otra enfermedad endocrina y metabólica (tiroides, glándula adrenal incluida la enfermedad de Addison, pituitaria, ovarios, testículos). Probabilidad de recurrencia o complicaciones.

- Incompatible con el desempeño fiable de tareas rutinarias y de emergencia de manera segura y eficaz: 1. se prevé que sea temporal (T): hasta que el tratamiento se establezca y se estabilice sin efectos adversos, 2. se prevé que sea permanente (P): si el impedimento persiste, es necesario el ajuste frecuente de la medicación o hay una mayor probabilidad de complicaciones serias.

- Apto para desempeñar algunas, pero no todas las tareas o para trabajar en algunas, pero no todas las aguas (R) Es necesaria una supervisión más frecuente (L): R, L – evaluación según el caso en particular con opinión de especialista si no hay certeza sobre el pronóstico o los efectos secundarios del tratamiento. Es necesario considerar la probabilidad de complicaciones incapacitantes debido a la afección o su tratamiento, incluidos los problemas para tomar la medicación, y las consecuencias.

- Apto para desempeñar todas las tareas en cualquier parte del mundo en la sección asignada: Si la medicación es estable, sin problemas para tomarla en el mar y la vigilancia de las afecciones es infrecuente, no hay incapacidad y la probabilidad de complicaciones es muy baja. Enfermedad de Addison: los riesgos normalmente serán tales que no se debería expedir un certificado sin restricciones.

Por lo tanto, con base en los resultados obtenidos de hormona tiroidea: TSH: 2.1 uIU/ml, T4 Libre: 1.1 uIU/ml, el hecho de tener 20 años de tratamiento, y mantenerse estable, cumpliría con la condición de **Apto para desempeñar todas las tareas en cualquier parte del mundo**, con la salvedad que mantenga su medicación de acuerdo con la prescripción de su médico de cabecera.

b. Lesión musculo esquelética del manguito de los rotadores.

La paciente presenta patología de origen musculo esquelético, con base en el Real Decreto 1696/2007, de 14 de diciembre 2007, en su anexo II, apartado 2.13. Enfermedades del sistema osteomuscular y del tejido conjuntivo. A efectos de valorar la aptitud se deberán tener siempre en cuenta los siguientes criterios: presencia de síntomas y/o signos, pronóstico, recurrencia, repercusión funcional en el desempeño de sus funciones, adaptación previa al puesto de trabajo, compatibilidad con ropas de trabajo y equipos de protección, posibilidad de tratamiento a bordo e informe del especialista. Dentro de este apartado se considerarán no aptas aquellas personas que cursen con las siguientes patologías, en especial cuando accedan por primera vez al sector laboral marítimo: 2.13.1 Secuelas traumáticas que conlleven alteración neurológica, anquilosis, rigideces, deformaciones o mutilaciones. 2.13.2 Cifosis o escoliosis congénitas o adquiridas que ocasionen sintomatología acusada. 2.13.3 Artropatías degenerativas, reumáticas, por depósito o inflamatorias, refractarias al tratamiento, que cursen con afectación muscular, ligamentosa o neurológica, con secuelas de anquilosis, rigideces, deformaciones u otras complicaciones. 2.13.4 Patologías que cursen con: Pérdida de fuerza o tono muscular en extremidades. Pérdida de la capacidad de aprehensión o de la capacidad de pinza en una o ambas manos. 2.13.5 Prótesis articulares. Excepcionalmente se admitirán con restricciones aquellas que en función de las condiciones de trabajo no se vea comprometida la vida media de la prótesis. 2.13.6 Hernias discales con compromiso neurológico. 2.13.7 Otras lesiones óseas, ligamentosas, tendinosas, cartilaginosas congénitas o adquiridas que ocasionen sintomatología acusada.

Con relación a la Directrices para la realización de los reconocimientos médicos de la gente de mar, Anexo C. Requisitos para la aptitud física indica los criterios a tener en consideración y por los cuales se le podría negar el certificado al paciente. En el caso de la paciente NO PRESENTA RESTRICCIONES CON RESPECTO con relación a la resistencia, flexibilidad, equilibrio y coordinación, tamaño: adecuado para entrar en espacios restringidos, capacidad para la actividad física: frecuencias cardíaca y respiratoria, y aptitud física para realizar tareas específicas que implican el aparato respiratorio. La paciente tampoco presenta afecciones con relación a masa corporal alta o baja/obesidad, masa muscular sumamente reducida, una enfermedad musculoesquelética imposibilitante para desempeñar su actividad como oficial de 3era clase, dolor o limitación del movimiento, alguna dolencia resultada de una lesión o una intervención quirúrgica, una enfermedad pulmonar, una enfermedad cardíaca o de los vasos sanguíneos, y algunas enfermedades neurológicas. Aunque la paciente presenta dolencia a la movilización activa en hombro derecho, no presenta limitación funcional para desempeñar cometidos rutinarios y de emergencia de manera segura y eficaz, tareas que simulen cometidos rutinarios y de emergencia, la evaluación de la reserva cardiorrespiratoria, que incluya pruebas con un espirómetro como se obtuvo en los resultados reportados.

Con respecto a los parámetros evaluados Cuadro B-I/9: Evaluación de las aptitudes físicas mínimas para la gente de mar principiante y en servicio, ubicado en el anexo C, del documento de Directrices para la realización de los reconocimientos médicos de la gente de mar, se tiene que la paciente reporta para:

Tareas, funciones, acontecimientos o condiciones a bordo: No tiene problemas con el sentido del equilibrio, <u>con leve dolor a la movilización de hombro derecho cuando hace actividades de hiperextensión o abducción con ángulos ampliados</u>, pero sin impedimento para realizar los movimientos necesarios y las actividades físicas normales. La paciente, puede, sin ayuda subir y bajar escalas verticales y escaleras, salvar umbrales de puertas altos, y accionar los sistemas de cierre de puertas.

Con respecto a tareas habituales a bordo que implican el uso de herramientas de mano, movimiento de las provisiones del buque, trabajo en altura, accionamiento de válvulas, realizar una guardia de cuatro horas, trabajo en espacios restringidos, responder a alarmas, avisos e instrucciones, y comunicación verbal se tiene que la paciente No padece ninguna discapacidad definida o enfermedad diagnosticada que reduzca su capacidad para desempeñar cometidos rutinarios esenciales para el funcionamiento del buque en condiciones de seguridad. Sin embargo, la repetición de una misma actividad de movimiento mecánico, movimientos de hiperextensión o abducción ampliados o carga de peso excesivo si pueden generar una limitación funcional a la paciente. No obstante, en condiciones normales la paciente tiene capacidad para: trabajar con los brazos elevados, pero con arco de movimiento limitados con el hombro derecho, mantenerse de pie y caminar durante un período largo, entrar en espacios restringidos.

Al ser evaluadas las acciones de emergencia bordo: evacuación, lucha contra incendios, y abandono del buque, se tiene que, aunque la paciente padece de una lesión crónica del manguito de los rotadores, no constituye una discapacidad definida, ni enfermedad diagnosticada que reduzca su capacidad para efectuar cometidos de emergencia esenciales para el funcionamiento del buque en condiciones de seguridad, y que con analgesia pueda ser corregido su cuadro de agudización de dolor. La paciente tiene la capacidad para: ponerse el chaleco salvavidas o el traje de inmersión, gatear, palpar para determinar diferencias de temperatura, manejar el equipo de lucha contra incendios, y utilizar el aparato respiratorio (cuando se exija como parte de sus cometidos).

Por tanto, la patología crónica que presenta la paciente quien se desempeña como oficial de puente de 3er grado responsable de las activades de cubierta, en donde no realiza constantemente acciones de repetición mecánica que generan una exacerbación de su lesión del manguito de los rotadores no constituye una patología imposibilitante o que pone en peligro su condición de salud para embarcar.

7. Consideraciones específicas en relación con la edad.

Paciente en rango de edad de 18 a 50 años; por lo tanto, no tiene consideraciones especiales por edad para la emisión del certificado médico.

8. Patología osteo-muscular claramente excluyente: para el trabajo en la mar o para determinado tipo de trabajo a bordo.

El presente informe presenta un sustento legal con respecto a la Convenio sobre el trabajo marítimo, 2006, en su versión enmendada (MLC, 2006): Inspecciones, Reconocimientos médicos … STCW 78/95/2010 Formación / Autorización centros, Expedición de Certificados de Formación Sanitaria Específica Orden PRE/646/2004, de 5 de marzo (ES), España /Directiva Europea: Orden PRE/568/2009 de 5 de marzo (ES), por la que se modifica el contenido de los botiquines que deben llevar a bordo los buques según lo previsto en el Real Decreto 258/1999, de 12 de febrero / Ayudas anuales, la resolución de 29/05/2013, de la Secretaría de Estado de la Seguridad Social, por la que se aprueban los protocolos de actuación de los buques del ISM en los supuestos de necesidad de evacuación masiva de ciudadanos, la Base de Datos de Historias clínicas de Reconocimientos Médicos (SANIMAR, 1985)/ de Hospitalización / de Consultas Médicas por Radio / Certificados CTM 2006 Inspección de Buques / Segumar (Inspecciones pesqueros), de Botiquines, (FARMAR). También cumple con Directrices Internacionales de la OMS / OIT / OMI 1997, OIT / OMI 2011, CTM 2006 y pronto el de la pesca, establece el contenido estándar del Certificado Médico de embarque.

Adicionalmente, como fue desarrollado en el apartado seis del presente informa de acuerdo con: Real Decreto 1696/2007, de 14 de diciembre 2007, en su anexo II, apartados, 2.4 y 2.13. con las Anexo E. Criterios relativos a la aptitud física con respecto a afecciones comunes, en el apartado E00-90 Endocrina y metabólica y el anexo C. Requisitos para la aptitud física, la normativa de riesgos del trabajo del Instituto Nacional de Seguros (INS) y la normativa de manejo de patología tiroidea de la CCSS en Costa Rica, la paciente **no presenta restricciones absolutas para la emisión de su certificado médico de embarque.**

Referencias bibliográficas

1. Directrices para la realización de los reconocimientos médicos de la gente de mar. [Internet]. [Consultado 12 Feb 2022]. Disponible en https://www.ilo.org/wcmsp5/groups/public/---ed_dialogue/---sector/documents/normativeinstrument/wcms_174796.pdf

2. Guía STCW para la gente de mar. FITT. [Internet]. [Consultado 12 Feb 2022]. Disponible en https://www.itfglobal.org/es/reports-publications/guia-stcw-para-la-gente-de-mar

3. Real Decreto 1696/2007, de 14 de diciembre 2007, por el que se regulan los reconocimientos médicos de embarque marítimo. [Internet]. [Consultado 12 Feb 2022]. Disponible en https://www.boe.es/eli/es/rd/2007/12/14/1696

4. MCA. Approved Doctor's Manual Seafarer Medical Examinations. January 2010. [Internet]. [Consultado 10 Feb 2022]. Disponible en https://av03-ext.uca.es/moodle/pluginfile.php/43195/mod_resource/intro/Guidelines%20MCA%2C%20UK.pdf

5. Revised Guidlines for conducting medical fitness examinations for seafarers. [Internet]. [Consultado 10 Feb 2022]. Disponible en https://av03-ext.uca.es/moodle/pluginfile.php/43195/mod_resource/intro/PEME%20Phillipines.pdf

REFERENCIAS BIBLIOGRÁFICAS

1. African tripanosomiasis (sleeping sickness). Disponible en: www.who.int/mediacentre/factsheets/fs259/en

2. Allen JB. Sports medicine and sailing. *Phys Med Rehabil Clin N Am* 1999; 10:49–65.

3. Barcelona EP. 8 · PER · EMERGENCIAS EN LA MAR - Escola Port - Aula Náutica [Internet]. Escola Port - Aula Náutica. Escola Port; 2015 [citado el 26 de agosto de 2022]. Disponible en: https://aulanautica.org/unit/8-emergencias-en-la-mar/

4. Bell R. Tropical Medicine. 4.ª ed. Leeds: Blackwell Science Ltd.; 1995.

5. Branche CM, Conn JM, Annest JL. Personal watercraft related injuries. A growing health concern. JAMA. 1997; 278: 663—5.

6. Canals, M. (2012). La Medicina Marítima, una disciplina con anclajes en el pasado, activa en el presente y con perspectivas de futuro. El medico interactivo. [Consultado 21 Set 2021]. Disponible en: https://elmedicointeractivo.com/medicina-maritima-disciplina-anclajes-pasado-activa-presente-y-perspectivas-futuro-20121017111138075445/

7. Colodro, J. Evaluación de aptitud psicológica para el buceo. Publicado: 15 de mayo de 2020. Citado: 13 de octubre de 2022. Recuperado a partir de: https://www.pstys.cop.es/pdf/Evaluacion-aptitud-psicologica-Buceo.pdf

8. Compilation of CESNI resolutions Meeting on 8 November 2018. ANNEXES. CESNI. [Internet]. [Consultado 10 Feb 2022]. Disponible en https://av03-ext.uca.es/moodle/pluginfile.php/43195/mod_resource/intro/Europe%20Inland%20Navigation%20Standards%20Medical%20Fitness%20Criteria%202018.pdf

9. Convenio de la Organización Internacional del Trabajo número 113 (sobre examen médico a los pescadores).

10. Convenio de la Organización Internacional del Trabajo número 16 (sobre examen médico a menores).

11. Convenio de la Organización Internacional del Trabajo número 73 (sobre examen médico de la gente del mar).

12. Desola, J. Buceo con escafandra autónoma en la infancia. Consideraciones fisiológicas y criterios de aptitud. Apunts. Medicina de l'Esport. Enero 2006; 41(149), 34-38. España, Barcelona. 2006. Citado: 13 de octubre de 2022. Recuperado a partir de: https://www.apunts.org/es-buceo-con-escafandra-autonoma-infancia--articulo-X0213371706889759

13. Digitalización, estandarización y globalización de la información. Caso práctico sobre: Diabetes y Obesidad en los trabajadores del Mar. [Internet]. [Consultado 9 Feb 2022]. Disponible en https://av03-ext.uca.es/moodle/pluginfile.php/43196/mod_url/intro/Digitalisation%2C%20Obesity.pdf

14. Directrices para la realización de los reconocimientos médicos de la gente de mar. [Internet]. [Consultado 9 Feb 2022]. Disponible en https://www.ilo.org/wcmsp5/groups/public/---ed_dialogue/---sector/documents/normativeinstrument/wcms_174796.pdf

15. Doyle GS, Taillac PP. Los torniquetes: una revisión de sus indicaciones actuales con propuestas para la ampliación de su uso en el contexto prehospitalario. Prehosp emerg care [Internet]. 2008 [cited 2022 Aug 26];1(4):363–82. Available from: https://www.elsevier.es/es-revista-prehospital-emergency-care-edicion-espanola--44-articulo-los-torniquetes-una-revision-sus-13130845

16. Enfermedades infecciosas de riesgo potencial para el viajero. Disponible en: http://www.msc.es/profesionales/saludPublica/sanidadExterior/salud/viajesInter/cap5htm

17. Explanatory notice for the CESNI standards for medical fitness. CESNI. [Internet]. [Consultado 10 Feb 2022]. Disponible en https://av03-ext.uca.es/moodle/pluginfile.php/43195/mod_resource/intro/Explanations%20on%20Inland%20Navigation%20MF%20Standards.pdf

18. Fernández, A. (2012). Traducción del Textbook of Maritime Medicine – Manual de Medicina Marítima. Siri Pettersen Strandenes. Plataforma e-learnig FUECA-UCA . [Consultado 22 Set 2021]. Disponible en: https://av02-ext.uca.es/moodle/course/view.php?id=4256

19. Fiebre amarilla. Disponible en http://www.who.int/topics/yellow_fever/es/

20. Fracturas (huesos fracturados) [Internet]. Mayo Clinic. 2022 [citado el 26 de agosto de 2022]. Disponible en: https://www.mayoclinic.org/es-es/first-aid/first-aid-fractures/basics/art-20056641.

21. GARRISON, H.: **Historia de la Medicina**. Espasa-Calpe. Madrid, 1921.

22. Gili, et. Al. (2022) ANIMALES MARINOS VENENOSOS. Especies, ubicación, manifestaciones en caso de contacto, picadura o mordedura, tratamiento y prevención. Area Científica de Menarini. Revisado: 10 de octubre de 2022. Disponible en: https://av03-ext.uca.es/moodle/mod/resource/view.php?id=29546

23. Goethe W. Manual de medicina náutica. ISM. Spriger-Verlag Ibérica. Barcelona, 1992.

24. González Alonso V, Cuadra Madrid ME, Usero Pérez MC, Colmenar Jarillo G, Sánchez Gil MA. Control de la hemorragia externa en combate. Prehosp emerg care [Internet]. 2009 [cited 2022 Aug 26];2(4):293–304. Available from: https://www.elsevier.es/es-revista-prehospital-emergency-care-edicion-espanola--44-articulo-control-hemorragia-externa-combate-X1888402409460652

25. Guanacaste a la altura. [Internet]. [Consultado 3 Feb 2022]. Disponible en https://www.guanacastealaaltura.com/index.php/el-pais/item/1411-ina-capacita-a-tripulantes-de-embarcaciones

26. Guía Médica Internacional a bordo. Organización Mundial de la Salud. Ginebra, 1989.

27. Guía Sanitaria a bordo. Instituto Social de la Marina. Madrid, 2001.

28. Guía STCW para la gente de mar. FITT. [Internet]. [Consultado 12 Feb 2022]. Disponible en https://www.itfglobal.org/es/reports-publications/guia-stcw-para-la-gente-de-mar

29. Guías para la detección, diagnóstico y tratamiento del Hipotiroidismo en la Caja Costarricense del Seguro Social. [Internet]. [Consultado 12 Feb 2022]. Disponible en https://www.binasss.sa.cr/protocolos/protocolos.htm

30. GUIDELINES FOR APPROVED CLINICS The definitive standards for all approved clinics when part of the PEME programme. [Internet]. [Consultado 10 Feb 2022]. Disponible en https://av03-ext.uca.es/moodle/pluginfile.php/43195/mod_resource/intro/PEME%20Cruise%20Ships.pdf

31. Hargarten SW, Baker TD, Guptill K. Overseas fatalities of United States citizen travelers: an analysis of deaths related to international travel. Ann of Emergency Medicine. 1991; 20: 622-626.

32. Hernández EEH, Fonseca Monterubio A, Morales De Hernadez M, Elizondo Hernandez E. BP: Seguridad primeros auxilios. Bloomington, MN, Estados Unidos de América: Palibrio; 2012.

33. IMO (2009). Conventions, International Maritime Organisation, London. [Consultado 22 Set 2021]. Disponible en: https://www.imo.org/en/About/Conventions/Pages/ListOfConventions.aspx

34. Instituto Nacional de Aprendizaje. [Internet]. [Consultado 3 Feb 2022]. Disponible en https://www.ina.ac.cr/Noticias/Lists/EntradasDeBlog/Post.aspx?ID=68

35. La Ley 31/1.995 de 8 de noviembre de Prevención de Riesgos Laborales.

36. Las heridas: ¿Qué tipos hay y cómo debes tratarlas? [Internet]. Blog de ILERNA Online. 2019 [cited 2022 Aug 26]. Available from: https://www.ilerna.es/blog/aprende-con-ilerna-online/sanidad/heridas-tipos-curas/

37. Ley 14/1.986 de 25 de abril General de Sanidad.

38. Lunetta P, Penttila A, Sama S. Water traffic accidents, drowning and alcohol in Finland, 1969-1995. Int J Epidemiol. 1998 Dec;27(6):1038-43.

39. MCA. Approved Doctor's Manual Seafarer Medical Examinations. January 2010. [Internet]. [Consultado 10 Feb 2022]. Disponible en https://av03-ext.uca.es/moodle/pluginfile.php/43195/mod_resource/intro/Guidelines%20MCA%2C%20UK.pdf

40. McInnes R, Williamson, LM, Morrison A. Unintentional injury during foreign travel: a review. Journal of travel medicine. 2002; 6 : 297- 307.

41. Medicina del Trabajo. Protocolos y prácticas de actuación. Vicente MªT, Ramírez MªV, Murcia JJ. Letrera Publicaciones S.L. Bilbao, 2.008.

42. Mestré, Fernando. Protocolo a aplicar en los reconocimientos médicos para el embarque relacionado con la manipulación manual de cargas. Programa de Experto en Sanidad Marítima. UCA, España

43. Ministerio de transportes, movilidad y agenda urbana. BOE. 6745. Real Decreto 550/2020, de 2 de junio, por el que se determinan las condiciones de seguridad de las actividades de buceo. España, Ministerio de transportes, movilidad y agenda urbana. Año de publicación: 26 de junio de 2020. Citado: 12 de octubre de 2022. Recuperado a partir de: https://www.boe.es/eli/es/rd/2020/06/02/550

44. Mora Jaime. Primeros Auxilios Básicos. San José, C R: INA, 2019; 03: 35-37.

45. Norman N., Vincenten J. Protrecting children and youths in water recreation: Safety guidelines for services providers. Amsterdam: European Child Safety Alliance, Eurosafe; 2008.

46. OMI (2002). SOLAS: Convenio internacional para la seguridad de la vida humana en el mar, 1974, y su correspondiente Protocolo de 1988 : Enmiendas de 2000 en vigor en enero y julio de 2002. Revisado: 1 de Julio de 2022. Disponible en: https://labordoc.ilo.org/discovery/fulldisplay/alma993679053402676/41ILO_INST:41ILO_V2

47. OMI (2022). Preguntas frecuentes acerca del Convenio sobre el Trabajo Marítimo. Revisado: 1 de Julio de 2022. Disponible en: https://www.ilo.org/global/standards/maritime-labour-convention-old/faq/WCMS_CON_TXT_ILS_MAR_FAQ_ES/lang--es/index.htm

48. Orden de Presidencia de 1 de marzo de 1.973.

49. Piniella, F. Seguridad del Transporte Marítimo, Cádiz, 2009.

50. Presidente Figueres. [Internet]. [Consultado 3 Feb 2022]. Disponible en https://www.presidentefigueres.cr/

51. Protocolos de Vigilancia Sanitaria Específica. Manipulación Manual de Cargas. Ministerio de Sanidad y Consumo.

52. Real Decreto 1696/2007, de 14 de diciembre 2007, por el que se regulan los reconocimientos médicos de embarque marítimo. [Internet]. [Consultado 12 Feb 2022]. Disponible en https://www.boe.es/eli/es/rd/2007/12/14/1696

53. Real Decreto 487/1.997 de 14 de abril sobre Disposiciones Mínimas de Seguridad y Salud relativas a la Manipulación Manual de Cargas que entrañe riesgos.

54. Revised Guidlines for conducting medical fitness examinations for seafarers. [Internet]. [Consultado 10 Feb 2022]. Disponible en https://av03-ext.uca.es/moodle/pluginfile.php/43195/mod_resource/intro/PEME%20Phillipines.pdf

55. Romero, J. Causas de no aptitud en aspirantes a buzos y nadadores de la Región Oriental. EFDeportes.com, Revista Digital. Buenos Aires, Año 19, N° 191, abril de 2014. Citado: 13 de octubre de 2022. Recuperado a partir de: https://efdeportes.com/efd191/causas-de-no-aptitud-en-aspirantes-a-buzos.htm

56. Sánchez-Caro J, Abellán F. Telemedicina y protección de datos sanitarios (aspectos legales y éticos). Ed. Comares. Granada.

57. Sangrado intenso: primeros auxilios [Internet]. Mayo Clinic. 2020 [cited 2022 Aug 26]. Available from: https://www.mayoclinic.org/es-es/first-aid/first-aid-severe-bleeding/basics/art-20056661

58. SCHADEWALDT, H. y GOETHE, W.H.G.: The History of Nautical Medicine. En Goethe, W.H.G.; Watson, E. y Jones,E. (dirs.): "Handbook of Nautical Medicine". Springer-Verlag. Berlín, 1984, pp.3-19.

59. Schaefer O. Injuries in dinghy-sailing – An Analysis of accidents among beginners. Sportverletz Sportschaden 2000 Mar; 14(1): 25-30

60. Scholne C. Injuries in sailing: risks and accidental injuries in sailing surveyed. NewsFlow 1994; 1:6–8.

61. Shephard RJ. The biology and medicine of sailing. *Sports Med* 1990; **9**:86–99

62. Stanberry B. Legal and ethical sigues in European telemedicine. European Telemedicine 1999.

63. Tapadinhas, F. et al. Children submersion accidents in the East of Algarve. Child Health Magazine. 2002; 28(1):19 — 29.

64. Titulad@s náutico pesqueros. Legislación internacional, legislación nacional guía STCW para la gente de mar. Contiene las enmiendas de Manila 2010. [Consultado 22 Set 2021]. Disponible en: https://tituladosnauticopesqueros.wordpress.com/2017/02/25/guia-stcw-para-la-gente-de-mar-contiene-las-enmiendas-de-manila-2010-stcw95-uno-de-los-cuatro-pilares-del-regimen-regulatorio-internacional-del-transporte-maritimo-junto-con-otros-dos-convenios-omi/

65. Treser C, Trusty M, Yang P. Personal flotation device usage: do educational efforts have an impact? Journal of Public Health Policy. 1997; 18(3): 346-56

66. Tte. Cor. Juan F. González Rodríguez, Lic. Nancy Molina Gálvez, Téc. Deisy Barthelemy Artze y Lic. María Elena Bolívar Murillo. Evaluación morfológica y recomendación de normas para el buzo cubano. Cuba: Instituto Superior de Medicina Militar "Dr. Luis Díaz Soto". Centro de Medicina de Aviación y Subacuática. Rev Cub Med Mil v.26 n.2 Ciudad de la Habana. Año de publicación: jul.-dic. 1997, Citado: 12 de octubre de 2022. Recuperado a partir de: http://scielo.sld.cu/scielo.php?script=sci_arttext&pid=S0138-65571997000200003

67. Ullis K.C., Anno K.: Injuries of competitive boardsailor. Physician Sports Med 12: 86-93, 1984.

68. Universidad de Cádiz. Criterios de valoración de la aptitud para buceadores. España: UCA: Citado: 12 de octubre de 2022. Recuperado a partir de: https://av03-ext.uca.es/moodle/pluginfile.php/43418/mod_resource/content/1/10.2.%20Criterios%20de%20valoraci%C3%B3n%20de%20la%20aptitud%20para%20buceadores.pdf

69. Universidad de Cádiz. U2. Normativa. Plataforma e-learnig FUECA-UCA . [Consultado 22 Set 2021]. Disponible en: https://av02-ext.uca.es/moodle/course/view.php?id=4256

70. Vega, et al (2004). Picaduras de medusas: actualización. Revisado: 10 de octubre de 2022. Disponible en: https://www.scielo.cl/pdf/rmc/v132n2/art14.pdf

71. White MW; Cheatham ML. The underestimated impact of personal watercraft injuries. American Surgeon. 1999; 65(9): 865 — 9.

72. Wootton R. Telemedicine: an introduction. European Telemedicina 1999

73. World Health Organization. The Injury Chartbook: A graphical overview of the global burden of injuries. Geneva; 2002.

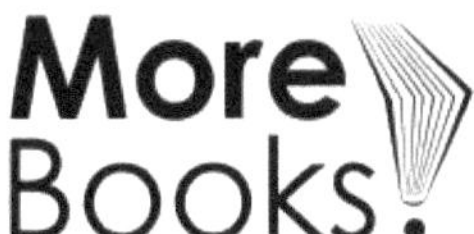

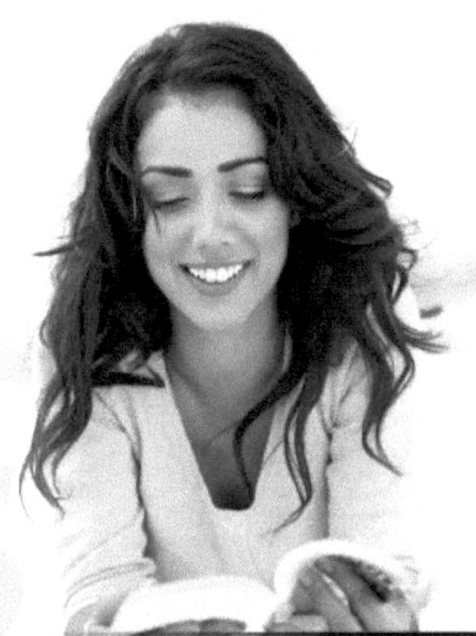

I want morebooks!

Buy your books fast and straightforward online - at one of world's fastest growing online book stores! Environmentally sound due to Print-on-Demand technologies.

Buy your books online at
www.morebooks.shop

¡Compre sus libros rápido y directo en internet, en una de las librerías en línea con mayor crecimiento en el mundo! Producción que protege el medio ambiente a través de las tecnologías de impresión bajo demanda.

Compre sus libros online en
www.morebooks.shop

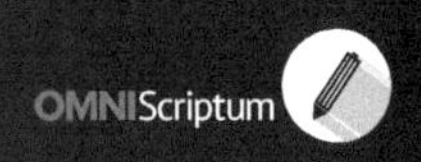

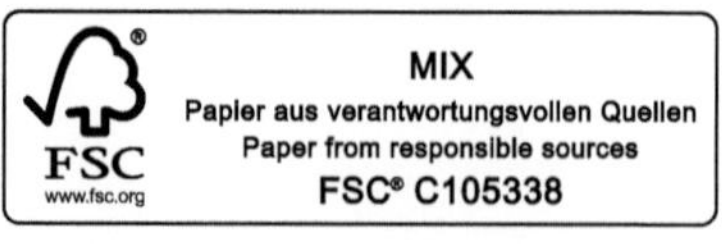

Printed by Books on Demand GmbH, Norderstedt / Germany